TEXTOS JUDEO-ANDALUSIES

❉

EL COMENTARIO A LOS AFORISMOS DE HIPÓCRATES

Volúmenes publicados:

1. María José Cano: *Yishaq ibn Jalfún. Poeta cortesano cordobés.*

2. Lola Ferre, *Maimónides. Obras médicas I: El Régimen de salud y el Tratado sobre la curación de las hemorroides.*

3. Lola Ferre, *Maimónides. Obras médicas II: El libro del asma.*

4. Aurora Salvatierra, *Cantos de boda hispanohebreos.*

5. Lola Ferre, *Maimónides. Obras médicas III: El comentario a los aforismos de Hipócrates.*

MAIMÓNIDES

Obras médicas
III

EL COMENTARIO A LOS AFORISMOS DE HIPÓCRATES

Traducción e introducción de

LOLA FERRE

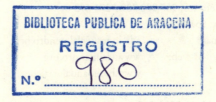

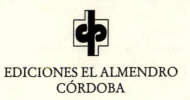

EDICIONES EL ALMENDRO
CÓRDOBA

Cubierta:
Sello de correos de España, emitido en 1967, que representa a Maimónides según la escultura conservada en Córdoba.

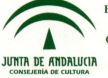

Esta obra ha sido publicada con la ayuda de la Consejería de Cultura de la JUNTA DE ANDALUCIA

Editor: Jesús Peláez
Impresor: Manuel Hueso

Copyright by Lola Ferre
© EDICIONES EL ALMENDRO DE CORDOBA, S.L.
El Almendro, 6, 1º, 1ª
Apartado 5.066
14006 Córdoba
Teléfonos: 957 082 789 / 274 692
Fax: 957 274 692
e-mail: ediciones@elalmendro.org
Páginas web: www.elalmendro.org
www.biblioandalucia.com

ISBN: 84-8005-065-9
Depósito legal: MA-433-2004

Printed in Spain. Impreso en España.
IMAGRAF IMPRESORES. Nabucco, Nave 14-D.
Polig. Ind. Alameda. 29006 Málaga.

*A Miguel Pérez,
por todos estos años en los que,
además o más que compañeros,
hemos sido amigos*

CONTENIDO

Introducción..11

Bibliografía..21

El comentario a los aforismos de hipócrates............23

    Prólogo..25
    Tratado primero..31
    Tratado segundo...53
    Tratado tercero...73
    Tratado cuarto..85
    Tratado quinto..111
    Tratado sexto..133
    Tratado séptimo..151

Glosario de términos médicos.....................................167

INTRODUCCIÓN

Hipócrates

Hipócrates fue considerado el "padre de la medicina" desde la antigüedad y durante la Edad Media. Con esta denominación de "padre" se ponía de relieve que Hipócrates fue principio de una nueva forma de entender la salud y la enfermedad como fenómenos naturales y la razón como principal instrumento al servicio del hombre para conseguir la conservación de la salud y la prevención y la curación de la enfermedad.

La escuela hipocrática marca el paso de la ciencia oriental a la ciencia occidental por obra y gracia del pensamiento helénico y su posterior difusión a través de los padres de la iglesia de un lado y de la expansión del Islam del otro. La diferencia fundamental entre las dos concepciones médicas radica en la consideración de la enfermedad como un hecho producido por agentes sobrenaturales o bien por elementos naturales fuera o dentro del cuerpo. En el primer caso, el sanador es más curandero y mago que debe recurrir a los dioses y a la magia para curar, en el segundo es el médico que recurre a una ciencia o arte basadas en la razón; para ambos la experiencia cotidiana es una fuente inapreciable de sabiduría. Con Hipócrates se marca el distanciamiento de esa práctica de la medicina en la que prima la superstición, pero este tipo de cambios no son tan bruscos como una visión simplista nos podía hacer creer. En realidad ya en Mesopotamia se distinguía entre el encantador o exorcista y el médico, y en la medicina occidental, las concepciones racionales coexisten con la consideración de la enfermedad como castigo divino o fruto del mal de ojo o encantamientos.

Hechas estas observaciones hay que señalar la importancia capital que Hipócrates tiene en la historia de la medicina y que le fue reconocida ya en la antigüedad, suscitando una auténtica veneración. A pesar de ello son pocas las noticias que se tienen de su vida. Nació hacia el año 460 a.C en la isla de Cos y murió sobre el año 377. Platón lo menciona dos veces; la primera de ellas se refiere a él como un gran médico que, al ejercicio de la profesión, une la enseñanza, y la segunda pone el acento en su aproximación filosófica a la medicina. Aristóteles se refiere a él como un médico grande en sabiduría y pequeño en estatura.

La transmisión del legado hipocrático
en la Edad Media

Poco después de la muerte de Hipócrates comienzan a atribuírsele numerosas obras hasta llegar en la antigüedad a la cifra de 70 libros supuestamente escritos por el médico de Cos. A nuestros días han llegado 60 obras que forman la colección hipocrática (*corpus hippocraticum*). Se trata de una colección muy variada tanto en estilos y géneros literarios como incluso en contenidos y opiniones médicas. Pronto se hizo evidente que una colección tan miscelánea y extensa no podía ser obra de una misma mano. No sólo se ha puesto en duda la autoría de muchas de las obras, sino incluso de partes de una misma obra. Así ocurre con el texto de los *Aforismos*, un texto tan popular y difundido que difícilmente podría sustraerse a las adiciones y cambios. En nuestro propio texto encontramos referencias a estos problemas de transmisión: en el *Tratado sexto*, Galeno señala en el aforismo 35 que parte de él es un añadido, y en el *Tratado séptimo* se recoge la opinión, también de Galeno, sobre la falsa atribución a Hipócrates de los aforismos 46 y 48 y de sus dudas respecto a la autenticidad del 61. Con mayor rigor debe hablarse, por tanto, del trabajo de una escuela de médicos antes que de una obra individual.

Esta colección formaba posiblemente la biblioteca médica de la escuela de Cos y parece ser que durante los siglos tercero o segundo a.C. pasó a engrosar los fondos de la famosa biblioteca de Alejandría.

La transmisión de la medicina hipocrática comienza muy pronto y, precisamente, a manos de los cristianos. Hay que señalar que los Padres de la Iglesia, aunque sentían cierta hostilidad hacia una medicina que se preocupaba más de la salud del cuerpo que de la del alma, no dejaron de alabar la ciencia del sabio de Cos. Tal vez el servicio más grande que la Iglesia hizo a la medicina fue la conservación y traducción de los manuscritos clásicos.

Esta transmisión se produce desde los dos brazos en que la Iglesia se divide: el occidental y el oriental. Por la vía occidental encontramos que en los monasterios italianos la obra se tradujo, copió y, desde allí, se transmitió al resto de Europa. Del siglo VIII al XI la obra se difundió en estas versiones latinas realizadas a partir del griego. Sin embargo, la vía oriental se mostraría más fructífera para el periodo medieval.

Los llamados cristianos nestorianos conservaron gran parte del legado clásico en griego. Las persecuciones a las que fueron sometidos les llevaron, a partir del s.V d.C., hasta el centro persa de Yundisapur, donde fundaron una escuela de traductores que sería fundamental para la transmisión de la ciencia y del pensamiento griegos. Estos autores traducirán los textos griegos al siríaco, la lengua de los cristianos orientales y, más adelante, del siríaco al árabe. En esta lengua, la obra de Hipócrates comienza un camino de vuelta a Occidente. Las primeras traducciones de Hipócrates se deben a Al-Batriq (796-806) y a Ibn Sahda, que lo traduce en Bagdad a principios del s. IX. Destaca entre todos los traductores de este período

Hunayn ben Ishaq, conocido en el mundo latino como Johannitius. Éste dirigió una escuela de traductores nestorianos, tradujo numerosas obras del griego al árabe y supervisó la traducción de otras. A él se debe la traducción al siríaco y al árabe de la mayor parte de los escritos de Galeno e Hipócrates, así como la de un buen número de obras de Aristóteles, Platón, Tolomeo y Dioscórides. Su trabajo no sólo sobresale por la cantidad de obras que vertió al árabe, sino también por su profesionalidad, esforzándose mucho por conseguir buenos manuscritos griegos que comparó con las versiones siríacas y árabes que ya circulaban.

En el s. XI Constantino el Africano, un comerciante norteafricano, se convierte al cristianismo y traduce una treintena de obras del árabe al latín. Entre ellas se encuentran obras de autores musulmanes como Avicena, judíos como Ishaq Israelí, y, entre los clásicos, Hipócrates. Las traducciones de Constantino constituyeron la base de los estudios de medicina en las universidades cristianas.

En el s. XIII el interés por su obra se intensifica; el emperador Federico II establece como obligatoria la lectura de Hipócrates y Galeno para los estudiantes de Salerno, medida que se extiende a otras universidades.

Así, desde el s. XI, el Hipócrates que conocerán los cristianos no será aquél de las primeras versiones latinas, sino el de las versiones árabes, copias revisadas de la traducción de Constantino el Africano. Sin embargo, a partir de los ss. XIV y XV, Hipócrates vuelve a traducirse directamente del griego por el impulso del Humanismo italiano.

En cuando a las comunidades judías, las primeras que debieron tener conocimiento de su obra fueron, sin duda, las helénicas, y, muy en especial, la de Alejandría, que está documentada desde el s. III. En esta época las comunidades se ven inevitablemente influenciadas por la atractiva cultura helénica, influencia que se refleja en el uso de la lengua griega, de los nombres griegos, en la educación y, como consecuencia de todo esto, en el surgimiento de una cultura judeo-helenística. En este marco, sin duda, Hipócrates debía ser un autor bien conocido y guía de los médicos judíos. En la primera obra de medicina escrita en hebreo, *El libro del Asaf el médico* (s. VI) encontramos las primeras traducciones hebreas de textos griegos y, entre ellas, de algunos de los *Aforismos,* incluyendo un comentario del primero.

Las comunidades judías de los países islámicos, como el propio Maimónides, conocerán, leerán y comentarán la obra de Hipócrates en árabe, pero en los reinos cristianos precisarán de traducciones hebreas. La primera de ellas se debe a un traductor italiano, Natan ha-Me´ati, que traduce en Roma los *Aforismos* hipocráticos con el comentario de Galeno aproximadamente entre 1279-1283. El mismo traductor realizó la versión hebrea del monumental *Canon de medicina* de Avicena.

Mucho más tarde, en 1647, se imprimió en Roma una edición de los *Aforismos* en griego, latín y hebreo, obra de Marcus Antonius Caiotus

Los Aforismos

La obra mejor conocida de Hipócrates fueron precisamente sus *Aforismos,* considerados la Biblia de los médicos. La obra fue traducida varias veces del griego y del árabe al latín y a otras lenguas: hebreo y lenguas romances. El texto se acompañaba con mucha frecuencia del comentario de Galeno.

En la confusión sobre las falsas atribuciones a Hipócrates, la mayoría de los autores se inclinan a aceptar a Hipócrates como auténtico autor de los *Aforismos*, o al menos de un núcleo fundamental (posiblemente los primeros tratados, a los que se habrían ido añadiendo otros aforismos). La fecha de redacción puede situarse entre finales del s.V y mediados del s.IV a.C.

La obra se divide en siete partes, cada una de las cuales contiene un número diverso de aforismos, generalmente bastante breves. El *Tratado primero* es el mejor organizado, con una estructura más homogénea y sin aforismos repetidos. Se ocupa de un tema fundamental en el arte de curar antiguo y medieval: las evacuaciones, así como de la alimentación de los enfermos. Lo componen veinticinco aforismos. El *Tratado segundo* tiene un mayor número de aforismos: cincuenta y cuatro. Trata de la dieta, de los pronósticos, del dolor y otros asuntos. El *Tratado tercero* está formado por treinta y un aforismos que se ocupan sobre todo de la influencia de la edad y de la estación del año en la enfermedad. El *Tratado cuarto*, contiene ochenta y tres aforismos que se ocupan de al menos cinco materias claramente diferenciadas: las evacuaciones artificiales, las deposiciones, las clases de fiebre, los sudores y las clases de orina. El *Tratado quinto* está formado por sesenta y dos aforismos de muy variada temática: la convul-sión y el espasmo, los tétanos, las enfermedades del pecho, el calor, el embarazo, la menstruación, etc. El *Tratado sexto*, con sesenta aforismos, es igual que el anterior en cuanto a la diversidad de contenidos. Trata de los signos, tanto de los que anuncian la mejora de la enfermedad como, por el contrario, de su empeoramiento, enfermedades mortales, tratamientos como la sangría, el caute-rio, etc. El *Tratado séptimo* es el más largo con ochenta y siete aforismos, y trata de los síntomas del enfermo y del reconocimiento de estados patológicos.

Durante siglos el estudio y el comentario de estos *Aforismos* era parte principal del estudio del arte médico, creando escuela, no sólo por las enseñanzas que contienen, sino también por su género. El propio Maimónides había escrito antes de este comentario sus propios aforismos, entendiendo que era un estilo de redacción o escritura que facilitaba la memorización y, por tanto, el aprendizaje.

Su popularidad entre los autores judíos se manifiesta también en la aparición de una parodia titulada *Los aforismos de los médicos,* obra de Maimón Gallipapa, autor del s. XIV-XV. En esta obra se sigue el estilo de los aforismos hipocráticos y, así como cada uno de éstos empezaba con la frase "Dice Hipócrates", en este texto cada aforismo se introduce por la frase "Dice el enemigo". El primero de los aforismos remeda el famoso aforismo de Hipócrates: *La vida es breve y el arte es largo; el tiempo es corto, la experiencia es peligrosa y el juicio es difícil",* y dice "La vida es breve, el trabajo es visto con desagrado, ellos (los médicos) que debían trabajar, lo evitan y el tiempo apremia. La práctica agota; el enfermo es un tonto que pone su confianza en un médico, un herético o un ateo".

El comentario de Maimónides

El *Comentario a los* Aforismos *de Hipócrates* fue escrito aproximadamente el año 1195, años después de haber redactado sus propios *Aforismos.* Como toda la obra científica de Maimónides, los aforismos fueron escritos en árabe y, más adelante, traducidos al hebreo en tres ocasiones, una por Moseh ibn Tibbon y dos por traductores anónimos. Los aforismos no fueron traducidos al latín posiblemente porque la obra de Maimónides aporta poco a los Aforismos comentados por Galeno

Ya en sus propios Aforismos, Maimónides había señalado la ventaja de este género para memorizar conocimientos, lo que podría indicar una práctica de la enseñanza del arte médico vinculada al hospital del Cairo que el sultán Saladín había creado en el año 1181 o bien a un pequeño grupo de alumnos que le acompañaban y aprendían del ejercicio de su profesión.

La obra viene precedida de un interesante prólogo en el que Maimónides explica cuándo y por qué es necesario comentar una obra. En el caso de Hipócrates, tres son los motivos que mueven a un comentario: la importancia del autor por su gran sabiduría; la dificultad de que este autor dé por sabidas una serie de premisas que, de hecho, el lector no conoce por el estilo de la frase, lo que podría aplicarse al estilo de los aforismos; y, por último, porque a veces Hipócrates habla de forma irreflexiva o poco ordenada con inútiles repeticiones que hay que señalar.

Esta reserva crítica hacia el autor aparece a lo largo del texto reflejando un problema de método: el que una situación excepcional, Maimónides la convierte en regla.

Maimónides advierte que su propio comentario es parcial, porque sólo comentará lo necesario y aquello en que pueda añadir su propia experiencia, siguiendo al comentario de Galeno.

El texto de los *Aforismos* guarda pocas diferencias con el original de Hipócrates que hemos leído en la versión castellana, traducido del griego. En algunos casos hay un error evidente en la transmisión textual; así en el Tratado cuarto, aforismo 13, encontramos en el original "se relaje" frente a "se humedezca" y en el Tratado quinto, aforismo 28, "baños" frente a "fumigaciones". En ambos casos, la lectura del original tiene más lógica que el texto que he traducido, si bien yo he respetado la lectura de este último. El aforismo 27 del Tratado cuarto resulta diferente al del original, que se ve más fielmente recogido en el comentario que Maimónides hace del aforismo. Junto a estas diferencias hay que señalar la omisión de algunos aforismos; así falta un aforismo en el tratado sexto y veinte, y dos en el tratado séptimo y último. Como señalaba al principio son estos últimos tratados los más corrompidos en la transmisión del texto hasta el punto de que los estudiosos no pueden asegurar la autoría de Hipócrates en estas últimas partes. Si tenemos en cuenta que nos encontramos con un texto que fue traducido del griego al siríaco, del siríaco al árabe y del árabe al hebreo en un proceso que dura muchos siglos desde que sale de la escuela de Cos hasta que lo traduce Moseh ibn Tibbon, hay que señalar que las diferencias textuales indicadas son tan escasas que generan una gran confianza en las traducciones medievales y en la difusión manuscrita de las obras. La fidelidad al texto original no se contradice, sin embargo, con una necesaria adaptación al contexto, y así donde Hipócrates se refiere a los atletas (Aforismos 3 y 8 del Tratado primero) el texto que comenta Maimónides alude a los campesinos y similares. La propia experiencia médica del autor le sirve para matizar algunos aforismos, dando así un carácter personal a la obra que deja, en estos casos, de ser mera repetición del comentario de Galeno.

BIBLIOGRAFÍA

En la prestigiosa colección Biblioteca Clásica Gredos nos encontramos con la traducción de los tratados hipocráticos. En el Volumen I aparece la traducción de nuestro tratado por Juan Antonio López Férez, vid. *Aforismos*, en *Tratados hipocráticos I*, pp. 211-297, Madrid 1983.

La edición del texto hebreo utilizada es la de Suesman Muntner, *Perush le-pirque Abuqrat*, Jerusalén 1961. El comentario de Maimónides ha sido traducido al inglés por Fred Rosner, *Maimonides. Medical writings. Maimonides-' commentary on the Aphorisms of Hippocrates* Haifa, 1987.

El aforismo de Maimon Gallipapa que he citado en la introducción lo he traducido del inglés y aparece en el artículo de Harry Friedenwald, "The physician's Aphorisms: a Medieval Hebrew satire", en *The Jews and Medicine*, vol. I, pp. 84-93.

Para elaborar el glosario final de términos médicos he utilizado además de las obras de Maimónides traducidas ya en esta colección (*Maimónides. Obras médicas I. El régimen de la salud. Tratado sobre la curación de las hemorroides*, Córdoba 1991 y *Maimónides. Obras médicas II. El libro del asma*, Córdoba 1996), el *Diccionario español de textos médicos antiguos*, ed. M. Teresa Herrera, Madrid 1996, 2 vols. y el artículo de Juan Antonio Paniagua, "La patología general en la obra de Arnaldo de Villanova",

EL COMENTARIO A LOS AFORISMOS DE HIPÓCRATES

DEL RaMBaM, DE BENDITA MEMORIA

PRÓLOGO

Dice nuestro señor y maestro, el gran R. Moshe, hijo del siervo de Dios, el israelí: no creo que ningún sabio escriba un libro de ciencia con la intención de que no se entienda sin un comentario. Si un escritor tuviera esta intención acabaría abandonándola, puesto que nadie escribe un libro para comprenderlo él solo, sino para que lo entiendan los demás. Cuando un escrito no se comprende sin otro, esto es un fallo del libro.

Los escritores recientes encuentran cuatro razones que justifican la necesidad de comentar las obras de los antiguos: la primera es la perfección y la altura del autor que, gracias a su inteligencia, expresa en pocas palabras asuntos profundos y ocultos, difíciles de entender, temas que son claros para él y no necesitan añadido alguno. Cuando alguno de los que han venido tras él intenta comprender estos asuntos expresados en pocas palabras, le resultan muy difíciles y necesita incrementar las palabras [aclaratorias] hasta que entiende la frase en el sentido que el autor le dio.

La segunda razón es la omisión de las premisas que el autor conoce. A veces el autor compone un libro que suscita dudas, porque el autor piensa que el lector ya conoce unas premisas sin las cuales aquél no se puede entender. Es necesario un comentario que mencione brevemente estas premisas. Por la misma razón el comentarista explicará las ideas científicas que no mencione el autor.

La tercera razón es el estilo de la frase. En cualquier lengua hay frases que tienen varios significados y es posible que una determinada frase reciba un sentido diferente e incluso contradictorio, produciendo interpretaciones opuestas entre los que la leen, porque cada uno entiende una cosa y cada cual piensa que su interpretación es la verdadera. El que comenta la frase debe inclinarse por un sentido, aportando pruebas de su veracidad y descartando otros sentidos.

La cuarta razón es el concepto que se le ha ocurrido al autor sin haberlo madurado, o la repetición de un concepto, o cosas totalmente inútiles que el comentador debe señalar, aportando pruebas de su invalidez, falta de utilidad o repetición. A esto se le llama realmente una réplica o una glosa. Los hombres suelen mirar un libro y, si la mayor parte de lo que se dice en él es cierto, glosarán aquellos pocos pasajes [erróneos] dentro del conjunto del comentario y dirán: "el autor se expresó sin reflexionar en esta frase y la verdad es tal" o "no había necesidad de mencionar esto" o "esta frase está repetida" y explicarán todos estos pasajes. Ahora bien, si la mayoría de lo que se dice en el libro es erróneo, se llamará al tratado que descubre todos estos errores "réplica" y no comentario. Cuando en esa réplica menciónen los pasajes verdaderos dirán: "Ciertamente la frase tal es verdadera"

Todos los que comentaron los libros de Aristóteles lo hicieron por la razón primera y tercera. Los comentarios de los libros de matemáticas se hacen por la razón segunda y algunos de ellos por la razón cuarta, así, por ejemplo, el *Almagesto*, que aun siendo importante su autor, contiene cosas dichas sin reflexión sobre las cuales muchos andalusíes escribieron libros. Los comentarios de los libros de Hipócrates se hacen sobre todo por la causa primera, tercera y cuarta, y sólo algunos por la segunda.

Sin embargo, Galeno negaba esto y no veía en modo alguno que en los libros de Hipócrates se encontrase dicho algo sin reflexión. Buscaba una explicación para lo que no la tenía y ponía en su comentario cosas que no mostraba el pasaje comentado. Esto puede verse en su comentario al *Libro de los humores*, del que dudaba si era de Hipócrates o de otro; él recurría a este procedimiento, porque era un libro confuso, parecido a los tratados de los alquimistas o incluso inferior a éstos. Lo más apropiado hubiera sido llamarlo *Libro de las confusiones*. Pero, por haber sido atribuido a Hipócrates, Galeno hizo un comentario extraordinario. Todo lo que Galeno dice en este comentario es verdad según el arte médico, pero no guarda relación con el texto que comenta; así que realmente no se le debe llamar comentario. El comentario consiste en extraer la potencia que hay en el tratado y llevarla con el entendimiento al acto, hasta que, cuando se lea de nuevo el tratado comentado, se vean en él las pruebas de lo que se explica en el comentario. Esto es lo que llamo yo un verdadero comentario: nadie trae las frases acertadas y dice: "Esto es un comentario del pasaje que dice tal cosa", como hace Galeno con alguno de los tratados de Hipócrates.

Cuando se extraen conclusiones de las palabras de otro hombre, tampoco es un comentario, sino otro tratado, como ocurre con la mayoría de los comentarios de Euclides que realizó al-Nairizi; yo no llamo a esto "comentario". También se encuentra esto en el comentario de Galeno a los libros de Hipócrates, cuando comenta algunos pasajes dándoles un sentido opuesto al que tenían, para demostrar su veracidad. Así hace en su comentario al libro *La naturaleza del hombre*, donde da sentidos opuestos para justificar a Hipócrates y, aunque Hipócrates fue, sin duda, un gran hombre y un gran médico, buscar su justificación con palabras engañosas no es algo digno de elogio aunque se haga con propósitos elevados.

Es sabido que al escribir un comentario a un libro no hay que comentar todo lo que contiene pues si el pasaje es claro no necesita comentario. Sin embargo, la intención de los comentadores en sus comentarios es la misma que la de los escritores en sus tratados; pues entre los escritores hay quien se propone hacer un tratado corto y no se sale de este plan bajo ningún concepto, de manera que aquello que puede escribir con cien palabras no lo escribirá con ciento una. Hay quien se propone escribir un libro largo, con muchas palabras, un libro de gran extensión aunque de poco contenido. Así ocurre con los comentadores. Hay quien -comenta lo necesario con el comentario más escueto posible, dejando a un lado cualquier otra cosa, y hay quien se alarga y comenta lo que no hace falta comentar, o bien se extiende más de lo debido en lo que requiere comentario.

Yo pensaba que Galeno era de los que se alargan mucho en sus comentarios en la mayoría de sus libros, hasta que vi que decía al comienzo de su comentario *Libro de la ética de Platón:* "He aquí que he visto a alguno que para comentar la sentencia de Hipócrates *cuando la enfermedad alcance su punto álgido es conveniente que el tratamiento se haga extremadamente ligero*, han escrito más de cien páginas sin sustancia ni causa"

Dice Moshe: cuando leí esta frase de Galeno empecé a justificar a Galeno pues sus tratados y sus comentarios eran muy breves en comparación con los de sus contemporáneos. Y esto no puede negarse, especialmente en relación con aquéllos que hacen tratados más extensos, si no es por afán de discutir. Yo hablo para el que está libre de pasiones y se propone encontrar la verdad en cada asunto. Ya dijo Galeno en el tratado sexto de su *Terapéuticas* que sus compañeros se extendieron [demasiado] en estos tratados.

Consideré que el *Libro de los aforismos de Hipócrates* era muy beneficioso, más que otros libros suyos, y por eso decidí comentarlo, pues es conveniente que los médicos conozcan estos aforismos de memoria. También los que no son médicos los incluyen en su enseñanza y así hay jóvenes que no siendo médicos conocen algunos de estos aforismos de memoria, al modo en que el niño aprende del enseñante.

En los *Aforismos* de Hipócrates, unos son oscuros y necesitan comentario, otros están claros, algunos están duplicados, algunos son pocos útiles para el arte médico y algunos no se han hecho con reflexión. Galeno, como es sabido, negó estas cosas y los comentó como quiso. Yo haré un comentario parcial, pues sólo comentaré lo necesario y seguiré a Galeno, excepto en aquellos aforismos en los que yo aporte mi propia opinión. Cada comentario que yo mencione sin nombre, son palabras de Galeno con las que yo estoy de acuerdo pues mi intención no es compilar sus palabras como hice en los *Extractos [de Galeno]*.

Ciertamente mi único propósito en este comentario es que sea breve con el fin de que ayude a memorizar fácilmente los aforismos que requieren comentario. Pondré tan pocas palabras como me sea posible, excepto en el primer aforismo en el que me extenderé no por el criterio de comentario verdadero, sino para aportar cosas útiles, estuvieran o no en la intención de Hipócrates.

Y ahora empezaré el comentario.

TRATADO PRIMERO

[1]

HIPÓCRATES: *La vida es breve y el arte es largo, el tiempo es corto, la experiencia es peligrosa y el juicio es difícil. No debes contentarte con hacer tú solo lo conveniente, sino que también deben ayudar el enfermo los que le rodean y los elementos externos.*

MAIMÓNIDES: Es sabido que lo breve y lo largo son términos relativos. Si al decir *la vida es breve* la estaba comparando al arte médico, cuando añade *el arte es largo* repite la expresión sin necesidad. Es igual que cuando dices: "Rubén es más alto que Simón" y "Simón es más bajo que Rubén".

En cambio, si lo que quiere decir es que la vida de un hombre es breve en relación [al tiempo que necesita para] el perfeccionamiento de cualquier arte, y el arte de la medicina es largo en relación al resto de las artes, entonces es una repetición útil. Es como si dijera: "el perfeccionamiento está más lejos del hombre en este arte [de la medicina]" y de esta forma advierte al que se ocupa del arte médico.

Ciertamente, no se alcanza la perfección en el arte de la medicina porque es más extenso que el resto de las artes especulativas y prácticas. Es más extenso porque incluye muchas ramas y la vida de un hombre no es suficiente para abarcarlas todas ellas con perfección. Ya mencionó

Abunazar al-Farabí que son siete las partes de la medicina que es necesario conocer:

Primera parte: lo que el médico debe conocer del objeto de su arte, es decir, el cuerpo del hombre. Esto comprende la división de su cuerpo en general; la complexión de cada órgano en general; las acciones y utilidades; la materia: la dureza, la blandura, la grosura, la porosidad; la forma del órgano; las posiciones de los órganos; los órganos internos y los externos; la composición de los órganos. El médico no puede ignorar nada de esta parte y es evidente su extensión.

Segunda parte: el conocimiento de lo que debe hacerse en el tema de la salud. El conocimiento de los tipos de salud del cuerpo en general y los tipos de salud de cada órgano.

Tercera parte: el conocimiento de las clases de enfermedades y sus causas, los accidentes que se derivan de ellas en el cuerpo en general o en cada uno de sus órganos.

Cuarta parte: el conocimiento de las formas de observación, esto es, cómo se observan estos accidentes, ya que según cada uno de los tipos de salud y según cada uno de los tipos de enfermedad esto ocurrirá en el cuerpo en general o en cualquier órgano. Y cómo diferenciar entre enfermedades, pues muchos de [los síntomas] que se observan son semejantes.

Quinta parte: los métodos de tratamiento de salud del cuerpo en general; la salud de cada órgano en cualquier edad y estación del año, según el hábitat con el fin de que se mantengan el cuerpo y los órganos tan sanos como sea propio de ellos.

Sexta parte: el conocimiento de los métodos terapéuticos generales para que vuelva la salud a todo el cuerpo o al órgano que hubiese enfermado.

Séptima parte: el conocimiento de los instrumentos que usa el médico para que se mantenga la salud recobrada o vuelva la salud perdida; esto comprende el conocimiento de los alimentos; de las medicinas, simples y compuestas; los vendajes, apósitos y similares; de los instrumentos con los que se raja lo inflamado y se corta la carne; los cabestrillos; el resto de los instrumentos que se utilizan en las heridas y en las enfermedades de los ojos.

Se completa esta parte con el conocimiento de la forma de las plantas y minerales que se usan en el arte de la curación. No es suficiente conocer sólo sus nombres sino que, además, es necesario conocer los diferentes nombres que se les dan según los lugares para saber con qué nombre buscarlo en cada lugar.

Es sabido que el conocimiento de estas siete partes debe adquirirse de memoria de los libros específicos para cada parte; y no se consigue la perfección de la acción del médico, ni se alcanza con estas ciencias la perfección del arte, hasta que se consolida [su arte con la práctica]: trata a los hombres cuando están sanos y enfermos, adquiere el conocimiento de los síntomas de las enfermedades y reconoce con facilidad la complexión del hombre y la de cada uno de sus órganos, cuál es el tipo de salud y cuál es el tipo de enfermedad, y así cada asunto que afecta a los órganos del hombre y a la materia de sus órganos. Hasta que se sabe fácilmente, gracias al reconocimiento visual y a los modelos fijados en su inteligencia, como purificar, manejar y utilizar estos instrumentos. Me refiero a los alimentos, los medicamentos y el resto de los instrumentos. Todo esto requiere un gran tiempo [de estudio].

Te queda claro que el conocimiento de estas partes en general y el conocer de memoria estas cosas de manera que no se olvide nada de ellas, requiere mucho tiempo. El conocimiento de cada individuo y el uso particular de cada instrumento; a veces se aísla uno de estos instrumentos del resto, otras veces se mezclan unas cosas con otras, como los simples con otros medicamentos o un alimento con otro de su especie. Para aprender todo esto hace falta mucho tiempo.

Ciertamente, por eso está escrito *que este arte es más largo* que el resto de las artes para quien quiere prepararse en él con perfección.

Dice Galeno en su comentario al libro del *Timeo*: *No es posible que un hombre sea completamente sabio en el arte de la medicina*. Dice el autor [Maimónides]: en la práctica de la medicina, todo aquel que no tiene un conocimiento completo perjudica más que beneficia. Pues estando el hombre sano o enfermo, es mejor que no se trate con el consejo de un médico común pues se equivocará. Según la medida de la ignorancia de cada hombre así será su error. Si le sucede algún bien por parte de tal médico, será fruto de la casualidad. Por eso este hombre respetable [Hipócrates] inicia su libro estimulando la perfección en este arte cuando dice: *La vida es breve y el arte es largo, el tiempo es corto, la experiencia es peligrosa y el juicio es difícil*.

La frase *la experiencia es peligrosa* está clara pero aún añade una explicación: *el tiempo es corto*; entiendo que quiere decir que el tiempo del enfermo es corto y disminuye aún más debido a la experiencia. Pues si no conoces todos los asuntos que se verifican con la experiencia, y llegada la hora en que tienes que ponerlos en práctica no dispones de mucho tiempo, el enfermo corre peligro.

Por eso estimula el perfeccionamiento en este arte hasta que conozcas toda la experiencia acumulada en los años y que tú debes mantener en tu memoria.

Cuando dice *el juicio es difícil*, me parece que se refiere a que emitir un juicio sobre la evolución que tomará la enfermedad -salvarse, perderse o reproducirse reiteradamente-, y, en general, la introducción al conocimiento de qué enfermedad se trata, es difícil en el arte de la medicina, porque la enfermedad cambia y es poco estable. Ya sabes que las cosas naturales en su mayoría no son constantes, muchas veces auguran lo peor, los síntomas son muy malos y, sin embargo, se cura la enfermedad; otras veces anuncian lo mejor y no se verifican estos buenos augurios. Por eso es necesaria una larga observación de los detalles, y sólo entonces se podrá juzgar, tomar las decisiones adecuadas y acercarse a la verdad. Este aforismo pone énfasis en la práctica obligada por este arte.

De esta manera *lo peligroso en la experiencia* se refiere a lo siguiente: has de saber que en todo cuerpo natural se encuentran dos tipos de accidentes: accidentes que le vienen de su materia y accidentes que le vienen de su forma; así también en el ser humano. He aquí que la salud y la enfermedad, el sueño y la vigilia le vienen de la materia, quiero decir de su condición de animal; el pensar, reflexionar, el admirarse, el alegrarse le vienen de la forma. Estos accidentes que alcanzan al cuerpo por la forma los llamamos "específicos" porque son sólo propios de la especie humana.

Plantas, minerales y animales tienen estos dos tipos de accidentes y de cada accidente se deriva una de las acciones de nuestros cuerpos. Las acciones que el fármaco provoca en nuestro cuerpo por su materia son calentar, enfriar, humedecer o secar, esto es, lo que los médicos llaman "virtudes primeras". Dicen que este fármaco calienta o enfría por su naturaleza.

De la misma manera actúan por sus cualidades. Las acciones que siguen a estas virtudes primeras son las que los médicos llaman "virtudes segundas" como la droga que endurece o reblandece, o produce poros, o engruesa, u otras acciones, todo esto lo hace el fármaco por su materia.

Las acciones que produce el fármaco en nuestros cuerpos por la forma de la especie que constituye su esencia son las que los médicos llaman "específicas". Galeno se refiere a este tipo de acciones cuando dice que el fármaco actúa por la forma de la especie y no por la cualidad. Se llaman "las virtudes terceras". Son, por ejemplo, la purgación con drogas purgativas, o vomitivos o venenos y antídotos para quien bebe el veneno o es mordido por un animal venenoso. Todas estas acciones se derivan de la forma, no de la materia.

Los alimentos también son de este tipo. Es decir, perteneciendo a la especie de las plantas que alimentan a cualquier clase de animal, [su acción] no es sólo por las virtudes primeras y tampoco porque producen dureza, blandura, grosura, esponjosidad [es decir, por las virtudes segundas] sino que es una acción de toda su esencia, como dice Galeno: *Observa como te alimentarás con productos próximos a la naturaleza de la madera y el estómago los trabajará y los transformará;* esto ocurre, por ejemplo, con las castañas secas, las bellotas secas y el algarrobo seco; en cambio, nuestro estómago no transforma la piel del cuesco de la uva, ni la piel de las manzanas y semejantes, y tal y como entran en el cuerpo, así salen. Pues no hay en su esencia al llegar a nuestros estómagos nada que cambie.

Ya explicó Galeno cómo extraer conclusiones sobre la naturaleza de las drogas y sus acciones derivadas de las cualidades de sus sabores según su forma específica en su célebre libro: *Las medicinas simples*, así como el conocimiento de cómo actúa la droga. De las cosas que menciona no tenemos ninguna demostración [teórica] porque no hay otro método de conocerlas que la experimentación: ¡Cuántas drogas amargas y hediondas resultan ser beneficiosas! ¡Cuántas veces una planta que sabe y huele como un alimento es, en realidad, venenosa! También se encuentra alguna hierba silvestre y no de huerta que parece comestible y es un veneno. Con estos ejemplos verás claro cuál es el peligro de la experimentación, y aún así es necesaria como única forma de conocer las virtudes de los alimentos. Es conveniente que no te precipites con la experimentación y que seas cuidadoso en recordar todo lo que otros han experimentado.

Debes saber que cuando la acción de los fármacos se deriva de su materia, esa acción es clara y manifiesta. Por contra, la acción derivada de su forma es poco clara y queda oculta hasta que no se reflexiona sobre ella. Esto ocurre con la mayoría de los fármacos, que no está claro cuál es su propiedad ni podemos designar su acción. Hay también fármacos cuya acción en nuestros cuerpos, a causa de su forma, resulta muy clara, como los purgativos, los venenos y los antídotos. Estos fármacos no dejan una señal de calor o de frío, bien porque su señal es muy pequeña o por la amargura de lo que se come de ellos, sea caliente o frío, o a causa de que no tienen una cualidad predominante clara.

Estas dos acciones ocurren forzosamente, es decir la derivada de la materia y la derivada de la forma. A causa de la acción derivada de la forma hay drogas especiales para el estómago, el hígado, el corazón, el bazo, el cerebro, y a causa de la forma específica cambian las acciones de los fármacos aunque su naturaleza sea una. Observa y encontrarás muchas drogas que tienen el mismo grado de calor o sequedad, por ejemplo, y sin embargo no actúan de la misma forma. Y todo esto se ha extraído de la experiencia a lo largo del tiempo.

Por su altura moral, Hipócrates ordenó en este aforismo con el que comienza su obra que el médico no se limite a hacer lo correcto ni se contente con ello, pues esto no es suficiente para que el enfermo alcance la salud. Se alcanzará la perfección y se curará al enfermo cuando éste y todo lo que le rodea sea tratado de una forma apropiada y se alejen todos aquellos elementos negativos externos que impiden la salud del enfermo. Parece que lo que él ordena en esta parte es que tenga el médico poder sobre la dieta del enfermo y le facilite la acción de la medicina con la bebida de drogas amargas, lavativas, incisiones, cauterizaciones y semejantes. Debe prevenir al enfermo y a los que están junto a él cuidándole, para que él mismo no haga cosas que le perjudiquen y los que le rodean comprendan bien la dieta que debe seguir, de manera que actúen correctamente cuando el médico no esté.

También evitará con toda su fuerza los elementos negativos externos según el caso de cada cual. Es decir, si se trata de un paciente pobre que está en un lugar que le perjudica pero no tiene otro lugar donde estar, lo moverá a otro sitio y le dispondrá el alimento y la medicación para cuando no esté con él. A esto y a casos similares se refiere [Hipócrates] cuando dice "los elementos externos". A todo ello está obligado el médico por su arte. No se limitará a ordenar lo que debe hacerse y partir, pues a veces con estas prescripciones no se consigue lo previsto.

[2]

HIPÓCRATES: *Cuando de forma espontánea se expulsa lo que debe ser expulsado por la evacuación del vientre o por el vómito, esto es útil y se soporta fácilmente. Cuando no es así, ocurre todo lo contrario. Con la evacuación de los vasos ocurre lo mismo: si se hace para expulsar lo que debe expulsarse, será beneficiosa y fácil de soportar y si no, será al contrario.*

Conviene también tener en cuenta la estación del año, el clima, la edad, las enfermedades y si realmente se está obligado a realizar la evacuación o no.

MAIMÓNIDES: La frase "la evacuación de los vasos" se refiere a la expulsión de la orina, el sudor, la sangre de la nariz y la apertura de las bocas de los vasos [sanguíneos]. Este aforismo se refiere enteramente a lo que ocurre de forma espontánea.

Galeno interpretó que la frase "la evacuación de los vasos" aludía a la limpieza que se hace con medicinas y, por tanto, el último aforismo de este capítulo era una repetición. A continuación mencionó que si consideras "lo que debe expulsarse" en función de los síntomas principales, te conviene también tener en cuenta la estación del año, el clima, la edad y la naturaleza de la enfermedad. Según todo esto orientarás el tema. Porque la evacuación del humor rojo en invierno, en lugares fríos, durante la vejez o con enfermedades frías es difícil y no se puede soportar. La evacuación del humor blanco en verano, en lugares calientes, en los jóvenes o en enfermedades calientes es difícil y no se soporta bien.

[3]

HIPÓCRATES: *La gordura en los que hacen ejercicio es peligrosa cuando es extrema. Pues no es posible que se fije o se mantenga estacionaria y como no se mantiene estaciona-*

ria, *no puede mejorar sino que se deteriora. Por eso conviene eliminar sin dilación la grasa del cuerpo para que se recupere el cuerpo y vuelva a recibir el alimento. Ahora bien, no se llevará al extremo el adelgazamiento pues esto es peligroso y debe adelgazarse según soporte cada cuerpo. Cualquier reducción llevada a extremo es peligrosa, como lo es toda sudoración llevada a extremo.*

MAIMÓNIDES: Con "los que hacen ejercicio" se refiere a los que trabajan la tierra y similares. Porque los que en su profesión realizan un trabajo físico, cuando sus vasos se llenan más de lo conveniente, corren el peligro de que estallen o que el calor natural los sofoque y mueran. Es necesario que estén los vasos vacíos para recibir lo que les llega de comida.

[4]

HIPÓCRATES: *Una dieta estricta es, sin duda, peligrosa en las enfermedades crónicas y en las enfermedades agudas cuando no son soportables. La dieta llevada al último extremo es difícil y perjudicial.*

MAIMÓNIDES: Una dieta extrema es la completa abstención de comida, y una dieta estricta, aunque no extrema, es la ingestión de aguamiel y similares. La dieta medianamente estricta supone la toma de [agua de] sémola de cebada y semejantes.

[5]

HIPÓCRATES: *En las dietas estrictas, los propios enfermos pueden cometer errores que les perjudican, pues todo exceso resulta más perjudicial que el alimento un poco graso. Por esto, la dieta muy estricta es un peligro incluso para los sanos, aunque éstos soportan mejor el daño. Por tanto, una dieta muy extrema representa un peligro mayor que una ali-*

mentación un poco más abundante.

MAIMÓNIDES: Esto está claro.

[6]

HIPÓCRATES: *La mejor dieta para las enfermedades extremas es una dieta muy rigurosa.*

MAIMÓNIDES: Las enfermedades extremas son las enfermedades muy agudas.

[7]

HIPÓCRATES: *Cuando una enfermedad es muy aguda, los dolores fuertes llegan al principio de la dolencia y es necesario que se ponga una dieta estricta. Cuando no sea así, y pueda soportar una dieta más abundante, conviene que la dieta se relaje en la misma proporción en que la enfermedad sea menos aguda.*

MAIMÓNIDES: Los dolores de las enfermedades agudas son grandes, es decir: fiebre y toda clase de síntomas, y esto es el paroxismo. El paroxismo de una enfermedad es justamente cuando los síntomas alcanzan el punto más álgido, y esto ocurre al principio: los primeros cuatro días o sólo un poco más tarde.

[8]

HIPÓCRATES: *Cuando una enfermedad llega a su paroxismo, es necesario que se realice una dieta estricta.*

MAIMÓNIDES: Esto depende de la fuerza de la crisis en el momento, y de que la enfermedad esté "cocida". No conviene que molestes a la naturaleza con la digestión de un nuevo alimento mientras está digiriendo los humores producidos por la enfermedad. Pues en este momento todas las fuerzas están aplicadas a ellos, y restan muy pocas fuerzas que deben superar la enfermedad.

[9]

HIPÓCRATES: *Valora también la fuerza del enfermo y conoce si resistirá [la dieta estricta] hasta la crisis de la enfermedad. Considera si la fuerza del enfermo se debilitará antes que la de la enfermedad, y no le dejes [tomar] alimento, o si la enfermedad se debilitará antes y se relajará su virulencia.*

MAIMÓNIDES: Esto está claro.

[10]

HIPÓCRATES: *En las enfermedades que alcanzan su paroxismo al principio, conviene que se aplique una dieta estricta al principio. Pero cuando el paroxismo se retrasa, la dieta de la enfermedad debe ser más abundante al principio y después debe reducirse poco a poco a medida que se aproxima la exacerbación de la enfermedad. Durante el paroxismo la medida de la dieta dependerá de la fuerza que le reste al enfermo. En general, conviene evitar la alimentación en el momento de la exacerbación de la enfermedad porque perjudica.*

MAIMÓNIDES: Esto está claro.

[11]

HIPÓCRATES: *Cuando hay una enfermedad que alterna paroxismo y calma, debe evitarse el alimento en los momentos de paroxismo.*

MAIMÓNIDES: Esto está claro.

[12]

HIPÓCRATES: *La medida de los paroxismos de la enfermedad y sus grados los muestran la enfermedad misma, las estaciones del año, y la frecuencia con que se suceden -si el paroxismo se produce cada día, o un día sí y otro no, o con un distanciamiento mayor- así como las cosas que se observan después del paroxismo. Algo parecido se ve en los que tienen pleuresía, pues si el esputo de sangre se ve desde el principio de la enfermedad, está será corta pero si se atrasa su aparición, será la enfermedad larga. Cuando se observa la orina, las heces y el sudor, nos muestran la bondad o malignidad de la crisis de la enfermedad y su alargamiento o acortamiento.*

MAIMÓNIDES: De la naturaleza misma de la enfermedad aprenderás si su paroxismo llegará pronto o tarde. Pues la pleuritis, la neumonía y la meningitis son enfermedades muy agudas; la hidropesía, la frenitis, el empiema, la tisis, que es una herida en los pulmones, son enfermedades crónicas.

Las crisis de fiebre que se dan en la pleuritis y la meningitis se dan un día sí y otro no; y en los que tienen abscesos de pus en el estómago, o en el hígado o en los que tienen tisis se dan todo el día y toda la noche. Los que tienen crisis de fiebre por la enfermedad del bazo y en general por enfermedades producidas por el humor melancólico, la tienen un día y luego dos días no.

Respecto a las estaciones del año, las fiebres cuartanas de verano son generalmente cortas y las de invierno largas, y así durante la transición del otoño al invierno. Un incremento de la crisis muestra una intensificación de la enfermedad y su acercamiento al paroxismo. Del incremento del paroxismo segundo sobre el primero se conocen tres cosas: una de ellas es el momento de la crisis de fiebre, otro la duración de la enfermedad y el otro su intensidad.

[13]

HIPÓCRATES: *Los ancianos soportan mejor el ayuno;*

después de ellos los de edad madura, y dentro del grupo de los adultos, los jóvenes lo soportan un poco menos. Los niños tienen más apetito y lo soportan peor.

MAIMÓNIDES: Este asunto es tratado también en el aforismo siguiente pues un calor natural mayor requiere más alimento y el cuerpo de los niños tiene un mayor fluido de líquidos. Respecto a que los ancianos soportan mejor el ayuno, advierte Galeno que se refiere al anciano que no ha llegado a una gran debilidad, pues los ancianos que se encuentran en el extremo de la vejez no soportan la disminución del alimento y necesitan tomarlo de poca en poca cantidad y con frecuencia, porque se aproxima su calor a la extinción y han de prolongar lo que les mantiene.

[14]

HIPÓCRATES: *Los que están creciendo tienen un fuerte calor natural y necesitan más calor que el resto de los hombres. Si no comen lo que necesitan, su cuerpo adelgaza y se consume. En los ancianos hay poco calor natural y por eso necesitan muy poco alimento, pues su calor se extingue por el alimento abundante. Por la misma razón la fiebre en los ancianos no será aguda como en aquellos que están creciendo, y esto es porque sus cuerpos son fríos.*

MAIMÓNIDES: Dice Galeno: lo esencial es que el calor en los jóvenes es mayor. Galeno sostiene siempre que el calor es mayor en cantidad como explicó en *El libro de la complexión*.

[15]

HIPÓCRATES: *En otoño y primavera los cuerpos están más calientes de lo natural y el sueño es más largo que lo habitual, y por eso conviene que en estos períodos se coma más. Esto es porque el calor natural de los cuerpos en estas dos es-*

taciones es mayor, y es necesario más alimento. Como prueba de esto están los jóvenes y los que trabajan la tierra.

MAIMÓNIDES: Dice Galeno: lo de los jóvenes es a causa de que el calor natural es mayor en ellos y están necesitados de mayor alimento y también sucede esto a los que trabajan la tierra, pues su calor natural crece por el mucho ejercicio. Ellos pueden comer una mayor cantidad de comida.

[16]

HIPÓCRATES: *Los alimentos líquidos son apropiados para todos los que tienen calentura, como los niños y los que están habituados a tomar alimentos líquidos.*

MAIMÓNIDES: Esto está claro. Es un ejemplo de un principio general: que toda enfermedad se opone con su contrario. Respecto al que está habituado a los alimentos líquidos también se cumple un principio general: los semejantes conducen a la salud.

[17]

HIPÓCRATES: *Conviene que se de a algunos enfermos el alimento en una vez y a otros en dos veces; se les servirá más o menos cantidad y a algunos por partes. Conviene también que se de según la estación del año, los hábitos y la edad.*

MAIMÓNIDES: Una vez que ha tratado el tema de la cantidad de alimento y de su cualidad, aquí se refiere al modo de administrarlo. La base está en hacer un análisis de la fuerza del enfermo y de la fuerza de la enfermedad. "Se dará también según la edad, los hábitos y la estación del año". Esto es porque una gran fuerza obliga a que el alimento se de en una sola vez, mientras que la debilidad obliga a que se de poco a poco. Se considera que al delgado se le debe dar mucho alimento y al gordo poco; si está la fuerza debilitada y el cuerpo es delgado deben administrarse pocas cantidades en muchas veces. Si está débil y no es delgado debe comer poco alimento pocas veces. Y lo mismo cuando es la fuerza grande y son abundantes los humores.

Cuando la fuerza es grande y el cuerpo delgado o escaso en humores, conviene que coma el enfermo mucho alimento en muchas veces, porque el cuerpo necesita mucha comida y siendo grande su fuerza podrá digerirla. Si le aflige una crisis de fiebre y no se encuentran muchas ocasiones para alimentarle, dale en pocas veces.

Ves que la administración se ordena en función de la fuerza y de la enfermedad. Realmente, la estación, la edad y los hábitos afectan del siguiente modo: el verano obliga a que se coma poco en muchas veces, el invierno a que se coma mucho en pocas veces y una cosa intermedia se debe hacer en la primavera. Cuando se aproxima el verano conviene que se de poco alimento y se aumenten los intervalos de tiempo, porque en este tiempo es probable que estén llenos los cuerpos, pues los humores que estaban congelados en invierno se disuelven y se hacen fluidos. En invierno aquel que sufre calenturas necesita hartarse de un buen alimento por la pérdida de humores en ese tiempo.

El asunto de la edad y los hábitos está claro.

[18]

HIPÓCRATES: *Verano y otoño son las estaciones en las que es más difícil soportar el alimento: el invierno y después la primavera son las estaciones en que más fácilmente se soporta.*

MAIMÓNIDES: Dijo Galeno que en este aforismo se refiere a los enfermos y que en los anteriores se refería a los sanos.

[19]

HIPÓCRATES: *Cuando las exacerbaciones de fiebre se producen de forma periódica no conviene que se le de nada al enfermo durante los momentos críticos ni que se le obligue a hacer algo, sino que se le debe evitar cualquier esfuerzo a causa de la crisis.*

MAIMÓNIDES: Dijo Galeno que con la frase "a causa de la crisis" se refiere a antes del momento del paroxismo. En este tiempo conviene disminuir las sustancias para que no aumente la fiebre. ¡Cuídate de añadir nada al alimento!

[20]

HIPÓCRATES: *No es conveniente mover los cuerpos a los que sobreviene una crisis o acaban de sufrirla. No se les debe tampoco hacer nada nuevo, ni con purgantes ni con otros estimulantes, sino que se les debe dejar descansar.*

MAIMÓNIDES: Con la expresión "a los que sobreviene" quiere decir que son conocidas sus causas, se ven los síntomas de la crisis y está previsto que ocurra. Con la frase "ni con otros estimulantes" alude al baño, a la sudoración, al uso de diuréticos o productos que provocan la menstruación y masajes.

Todo esto es sobre la crisis que es completa, pero si es incompleta conviene que se complete y se extraiga lo que quedó del humor maligno en la forma más fácil.

Dijo Galeno que la crisis completa es la que reúne seis condiciones: la primera es que se cuezan los humores, la segunda es que ocurra en uno de los días de la crisis; la tercera es que la evacuación sea clara y salga totalmente del cuerpo sin formar un absceso; la cuarta, que lo evacuado sea sólo lo que perjudicaba al cuerpo y causaba la enfermedad; la quinta es que se produzca la evacuación en el lado correcto en el que ha sido localizada la enfermedad y la sexta es que a la evacuación le suceda la tranquilidad y el relajamiento del cuerpo.

Afirma Galeno que cuando falta una de estas condiciones o se le añade algo más, la crisis no es buena ni completa.

Te conviene preguntar: ¿Cómo puede ocurrir que se limpie de forma correcta el humor maligno el día de la crisis y no se derive de esto calma y tranquilidad? pues si Galeno dio esta sexta condición de la calma y la tranquilidad es porque a veces se alcanza hasta la quinta condición pero no se consigue esa tranquilidad.

La respuesta es: esto es posible cuando se trata de una crisis muy fuerte en su limpieza [de humores malignos] y entonces, aun siendo del tipo que debe cumplir todas las condiciones, no le sucede calma a la crisis. En lugar de descanso, el enfermo sufrirá un debilitamiento del cuerpo y es posible que le sobrevenga un desmayo fuerte. Debes conocer esto.

[21]

Hipócrates: *Lo que hay que limpiar, debe hacerse por aquellos lugares más apropiados, es decir, por los órganos adecuados para la evacuación.*

Maimónides: Dijo Galeno que lo que hay que limpiar son los humores que producen las enfermedades que ya empezaron a ser evacuadas pero no de una forma completa. Los órganos por los que hay que evacuar, los lugares adecuados para la evacuación son los intestinos, el estómago, la vejiga urinaria, la matriz y la piel. También el paladar y los orificios de la nariz cuando queremos limpiar el cerebro.

El médico debe observar y recordar las tendencias de la naturaleza. Si tiende hacia un lado apropiado para la evacuación, ayudará a que evacue en esa dirección preparando a la naturaleza con lo necesario.

Pero si el médico considera que el movimiento en esa dirección es perjudicial, lo impedirá y lo cambiará a la dirección contraria.

Te ilustraré esto con un ejemplo: cuando hay en el hígado humores que produjeron una enfermedad, hay dos lados buenos para la evacuación: uno es desde el estómago, y cuando se incline a este lado, la evacuación con purgante será mejor que el vómito, y el otro lado es los riñones y la vejiga urinaria. En cambio, una tendencia hacia el pecho, el pulmón y el corazón no es buena.

[22]

HIPÓCRATES: *Debes practicar la curación y remover los humores -es decir, purgar- después de que se haya cocido la enfermedad. Durante el tiempo en que está cruda, al principio de la enfermedad, no debes hacerlo a no ser que haya una agitación en la enfermedad, y esto no suele ocurrir.*

MAIMÓNIDES: Al decir "la curación" se refiere a "la purgación", y "agitación en la enfermedad" es cuando los humores agitan al enfermo, aumentándole la temperatura. El flujo de los humores de un miembro a otro que se produce "al principio de la enfermedad" atormenta y produce agitación al enfermo y no le permite descansar sino que se remueven y arrastran los humores de un órgano a otro. Esto ocurre pocas veces; en la mayoría de los casos se quedan los humores quietos, asentados en un órgano, y ahí se mantienen en paz según la enfermedad hasta que ésta se cure.

[23]

HIPÓCRATES: *No debes considerar la cantidad de la eva-*

cuación sino lo que es conveniente evacuar de la repleción. Debes mantener la evacuación todo el tiempo que sea necesario y que el enfermo lo soporte con facilidad. Incluso, se mantendrá la evacuación aunque sufra [el enfermo] un desmayo, siempre y cuando pueda soportarlo.

MAIMÓNIDES: Dice Galeno: si la materia prevaleciente [en la producción de la enfermedad] es la que hay que evacuar, el cuerpo del enfermo lo tendrá fácil; pero si lo que debe evacuarse del cuerpo es una materia natural, el enfermo se debilitará forzosamente, flaqueará su fuerza, sentirá pesadez y dolor. Conviene hacer la evacuación hasta el límite del desmayo en los casos de abscesos calientes muy grandes, en fiebres altísimas y en los dolores especialmente intensos.

En función de esto se decide la cantidad de la evacuación cuando está fuerte el enfermo. Lo hemos probado muchas veces y lo hemos encontrado muy beneficioso. Para dolores especialmente intensos no se conoce una medicina más fuerte ni mejor que la evacuación hasta el desmayo, a menos que se consideren más convenientes la sangría o la purgación llevadas también hasta el desmayo.

[24]

HIPÓCRATES: *En las enfermedades agudas se utilizarán sólo de forma extraordinaria medicinas purgativas al principio de la enfermedad. Conviene que antes se medite mucho el asunto.*

MAIMÓNIDES: [Hipócrates] nos explica que no debemos purgar al principio de las enfermedades excepto en unas pocas enfermedades agudas, que son las que producen agitación como se mencionó antes. Y aún con estas es preciso que se reflexione mucho sobre las disposiciones del cuerpo y la finura de los humores. Advirtió Galeno que es grande el peligro de practicar la purgación, fuera de estas excepciones en las enfermedades agudas, porque todas las medicinas purgativas son calientes y secas. La fiebre, por su naturaleza, no necesita lo que calienta y seca sino todo lo contrario: lo que enfría y humedece.

Ciertamente purgaremos a causa de lo que está activo, y conviene que el beneficio de evacuar el humor que provoca la enfermedad sea mayor que el perjuicio que se infiere a los cuerpos con los purgativos. El beneficio será mayor cuando se evacue todo el humor perjudicial.

Es bueno reflexionar previamente sobre si el cuerpo del enfermo está dispuesto y preparado para la purgación. Hay casos en que no conviene aplicar la purgación porque el cuerpo no está preparado. Estos casos son: la gente que cae enferma por problemas graves en la digestión del alimento en el estómago o por alimentos espesos y gruesos, o los que sienten un tirón debajo del lomo o tienen una hinchazón o una temperatura muy alta o un absceso en los intestinos.

Los humores en el cuerpo deben estar en la mejor forma posible para la evacuación, es decir han de ser finos y no espesos. Las vías de la evacuación deben estar abiertas; que no haya en estas vías por las que salen los humores purgados ninguna obstrucción. Si tomamos estas precauciones, el cuerpo estará preparado para que se le purgue.

[25]

HIPÓCRATES: *Si el cuerpo se purga de lo que debe purgarse, será beneficioso y se soportará con facilidad. Si es al contrario, resultará difícil.*

MAIMÓNIDES: Este aforismo no es como el segundo según mi opinión; pues aquel aforismo se refería a lo que se evacua de forma espontánea y éste es sobre la evacuación con medicinas. Galeno consideraba ambos aforismos iguales y dio una sola explicación para ambos.

SE ACABA EL PRIMER TRATADO Y COMENZAREMOS EL TRATADO SEGUNDO DE LOS *AFORISMOS* DE HIPÓCRATES
Sea el Dador de inteligencia siempre alabado

TRATADO SEGUNDO

[1]

HIPÓCRATES: *Cuando en una enfermedad cualquiera el sueño produzca daño, será prueba de una enfermedad mortal. Cuando el sueño sea útil, no será prueba de una enfermedad mortal.*

MAIMÓNIDES: Con el término "daño" quiere expresar perjuicio, pues hay enfermedades y períodos de la enfermedad en que al enfermo le perjudica el sueño y por eso es conveniente que se prescriba al enfermo la vigilia, pues si duerme sufrirá este perjuicio. Hay períodos en que, por el contrario, el sueño beneficia, y si se diera el caso de que el enfermo durmiera y le provocase dolor, sería un síntoma de enfermedad mortal, ya que cuando esperábamos el beneficio, le viene el perjuicio. Esto ocurre cuando hay en el cuerpo humores muy malignos que son más fuertes que el calor natural.

Las enfermedades en las que el sueño es siempre perjudicial son: al principio de un absceso en los órganos internos, con el flujo de humores al estómago, al principio de ataques febriles y especialmente si la fiebre conlleva frío y convulsiones. Hay períodos en que el sueño es beneficioso: tras el principio de esos ataques o del absceso y en el momento en que éstos llegan a su punto más extremo. Lo más útil es que coincida el sueño con la bajada. Si en ese tiempo perjudica, es un signo de enfermedad mortal. Si es beneficioso, tal y como cabe esperar, no es síntoma de nada.

[2]

HIPÓCRATES: *Cuando el sueño sosiega y calma la confusión mental, es buena señal.*
MAIMÓNIDES: Esto muestra que el calor natural es más fuerte que los humores.

[3]

HIPÓCRATES: *El sueño y la vigilia, cuando sobrepasan la medida apropiada es mal signo.*
MAIMÓNIDES: Esto está claro.

[4]

HIPÓCRATES: *Ni hartura, ni hambre, ni nada es bueno cuando sobrepasan las medidas naturales.*
MAIMÓNIDES: Esto está claro.

[5]

HIPÓCRATES: *Cansancio cuya causa es desconocida es muestra de enfermedad*
MAIMÓNIDES: Esto muestra que los humores se han movido por fuera de las vías naturales y por eso causan dolor en los órganos; o bien muestra su mala calidad o el exceso de su cantidad y por eso son síntoma de enfermedad.

[6]

HIPÓCRATES: *Aquel que tiene dañada una parte de su cuerpo y no siente dolor, tiene la mente confusa.*
MAIMÓNIDES: Se refiere aquí con "dolor" a "la causa del dolor", como ocurre con la enfermedad del absceso ca-

liente o erisipela, con una herida, con una lesión y con una contusión y todo lo que es parecido a esto. Si no lo siente, es que su mente está confusa.

[7]

HIPÓCRATES: *Los cuerpos que han adelgazado durante un periodo largo de tiempo, conviene alimentarlos gradualmente. Los cuerpos que adelgazaron en poco tiempo conviene alimentarlos en poco tiempo.*

MAIMÓNIDES: Esto es así porque la delgadez conseguida en un periodo corto de tiempo se debe a la evacuación de los humores y no a la disolución de los órganos sólidos. En cambio, los cuerpos que adelgazaron en un periodo largo es porque se disolvió la carne y fue eliminada. Se debilitaron los órganos de la digestión, se dispersó el alimento por el cuerpo, hubo una producción de sangre y no pudieron digerir el alimento en la cantidad necesaria para el cuerpo y por esto es conveniente que se recupere la grasa en un tiempo largo [para dar tiempo a que se recuperen los órganos].

[8]

HIPÓCRATES: *Si toma alimento el que se está recuperando de una enfermedad y no se pone fuerte, indica que está comiendo más de lo que puede soportar. Ahora bien, si come sólo lo que puede soportar y aún así no se pone fuerte, es síntoma de que su cuerpo necesita una limpieza.*

MAIMÓNIDES: La causa de esto la explica [Hipócrates] en el capítulo en el que dice que el alimento recibido por el cuerpo que no está limpio, aumenta el mal.

[9]

HIPÓCRATES: *Cuando se desee limpiar un cuerpo, es*

conveniente que se pongan los medios para favorecer la expulsión y que evacue con facilidad.

MAIMÓNIDES: Esto será posible cuando se abran bien las vías y se disuelvan, fluyan y se afinen los humores que hay en ellas o todo lo que tengan grueso y espeso.

[10]

HIPÓCRATES: *Todo alimento que no está limpio aumenta el mal.*

MAIMÓNIDES: La causa está clara y la mayoría de las veces ocurre cuando el estómago está lleno de malos humores, pues entonces sucede lo que mencionó Hipócrates: se producirá una enfermedad y no deberá tomar más del alimento que puede soportar.

[11]

HIPÓCRATES: *Es más fácil llenar el cuerpo de bebida que de comida*

MAIMÓNIDES: Cuando dice "bebida" se refiere a cosas líquidas y bebidas que son alimenticias para nuestro cuerpo, es decir, alimento líquido, que cuando es caliente alimenta con más facilidad y rapidez al cuerpo.

[12]

HIPÓCRATES: *Los restos que quedan de la enfermedad tras la limpieza del cuerpo, suelen causar recaídas.*

MAIMÓNIDES: En la mayoría de las enfermedades, los humores que quedan se pudren con el paso de los días y producen fiebre, pues son humores de naturaleza diferente a lo que les rodea y no es posible digerirlos ni eliminarlos y la mayoría se corrompen. Si el lugar en que se concentran estos humores es caliente, se pudrirán con mayor rapidez y fuerza.

[13]

HIPÓCRATES: *La crisis que se produce la noche anterior al paroxismo de la fiebre es muy fuerte, mientras que la que le sobreviene la noche después es generalmente más ligera.*

MAIMÓNIDES Cuando la naturaleza separa lo malo de lo bueno y prepara al cuerpo para la expulsión y la salida, se producen conmociones y necesariamente en el momento de estas conmociones el enfermo se altera y sufre más la enfermedad. Esto se une al hábito de los hombres de dormir por la noche. Cuando estas conmociones impiden el sueño, se explica la agitación del enfermo y su mayor sufrimiento por la enfermedad. A veces esto ocurre durante el día y entonces la crisis sucederá en la noche siguiente y se dice: "es generalmente más ligera" pues la mayoría de las crisis traen la paz.

[14]

HIPÓCRATES *Cuando el vientre está suelto, a veces es beneficioso un cambio en el aspecto de los excrementos, a menos que cambien a peor.*

MAIMÓNIDES Un excremento con muchos colores muestra la evacuación de muchas clases de humores. Lo malo es si hay signos de disolución del cuerpo, esto es, si el excremento es grasiento o presenta signos de corrupción que se notan por el mal olor.

[15]

HIPÓCRATES: *Cuando duela la garganta o salgan en el cuerpo pústulas o abscesos, conviene mirar y observar lo que sale del cuerpo; pues si prevalece el humor rojo, el cuerpo está enfermo. Si la evacuación es igual a la de los sanos, podrá con toda seguridad continuar alimentando al cuerpo*

MAIMÓNIDES: Dice Galeno: la garganta recibe los humores que bajan desde el cerebro y las pústulas y abscesos se producen cuando se calienta la sangre a causa del humor rojo. Es necesario que observes si arroja la naturaleza todas las excrecencias hacia los miembros que enfermaron. Sabiendo esto, cuando la evacuación sea como la de los sanos, no hay peligro en alimentarlo. Pero si no está completamente limpio de humor, verás que el humor rojo prevalece sobre todo lo que sale del cuerpo. Entonces conviene limpiarlo y que evacue antes que alimentarlo. Pues cuando el cuerpo no está limpio, todo lo que le des de comer aumentará su mal.

[16]
HIPÓCRATES: *Cuando un hombre está hambriento no debe fatigarse*
MAIMÓNIDES: Cuando el alimento ha sido escaso conviene alejarse del ejercicio, y la razón de esto es clara.

[17]
HIPÓCRATES: *Cuando entra en el cuerpo más alimento de lo que permite la naturaleza de cada cual, se produce una enfermedad. Esto lo muestra su tratamiento.*
MAIMÓNIDES: Con este aforismo se quiere decir que cuando el alimento excede mucho lo natural, bien sea en cantidad o en calidad, se produce una enfermedad grande, y dicha enfermedad será más o menos grave en función del exceso. Si el exceso es grande se producirá una enfermedad grave. Si el exceso es pequeño, será la enfermedad leve.

Dice, tomando la medida del exceso por lo que observa en el tratamiento, que si el exceso es pequeño la enfermedad se curará rápidamente.

[18]

Hipócrates: *Los alimentos que se digieren rápida y repentinamente, tendrán también una salida rápida*

Maimónides: El alimento más rápido, repentino y que antes se separa [del cuerpo] es el vino, y el término "rápidamente" se refiere a un tiempo breve después de su ingestión. "Repentinamente" quiere decir que todo el cuerpo completa su asimilación, no poco a poco sino de una sola vez.

[19]

Hipócrates: *En las enfermedades agudas, el pronóstico, ya sea de curación o de muerte, no es seguro*

Maimónides: Dice Galeno que la fiebre en la enfermedad aguda será casi siempre una fiebre continua porque muy pocas enfermedades agudas no tienen fiebres; entre éstas se encuentra la apoplejía.

[20]

Hipócrates: *Aquél que en su juventud tiene el vientre suelto, cuando envejece se vuelve estreñido. Aquél que en su juventud estaba estreñido, cuando envejece tiene el vientre suelto.*

Maimónides: Cuando quise verificar este aforismo encontré que no se puede aplicar a todos los casos y, aún más, que este aforismo está equivocado sin duda. Mi opinión es que Hipócrates vio a uno o dos hombres a los que les pasó esto y de ello dedujo un diagnóstico como era su costumbre en *El libro de las epidemias*, donde a partir del caso de uno o dos hombres él extraía un criterio general para todo el género.

Esta es mi opinión respecto a este aforismo, pero si no quieres aceptarla tal cual y quieres que se compruebe la veracidad de este tratado, considerando sus condiciones y orientándolo de acuerdo con una guía, toma lo que escribió Galeno sobre este tema.

[21]

HIPÓCRATES: *La ingestión de bebida cura el hambre.*

MAIMÓNIDES: Con la palabra "bebida" se refiere al vino y con "hambre" al hambre canina, pues beber vino, que tiene un gran poder calorífico, cura esta hambre. El hambre canina se produce o por el frío del estómago o por el humor agrio cuya sustancia ha sido asimilada. El vino tal y como mencioné cura ambas cosas.

[22]

HIPÓCRATES: *La curación de las enfermedades que se producen por hartura se logra mediante la evacuación. La curación de las enfermedades que se producen por la evacuación, se consigue por la repleción. Y así con el resto de las enfermedades: la curación se alcanza con su contrario.*

MAIMÓNIDES: Esto está claro

[23]

HIPÓCRATES: *La crisis de las enfermedades agudas llega en catorce días*

MAIMÓNIDES: Dice Galeno: todas las enfermedades agudas que se producen de manera rápida no traspasan este límite de catorce días. A veces, en muchas de estas enfermedades la crisis llega en el día undécimo, el noveno, el séptimo o el quinto. En unas pocas llega incluso el sexto día, pero esto no es bueno. Las enfermedades en las que la crisis se completa en el día décimo cuarto o antes de él, suele llamarlas Hipócrates enfermedades agudas. En cambio, en las enfermedades en que la crisis es incompleta durante los primeros días y queda un resto, se completará la crisis días después hasta el día cuarenta. A éstas las llama enfermedades "agudas cuya crisis es el día cuadragésimo".

[24]

HIPÓCRATES: *El día cuarto muestra el séptimo y el principio de la segunda semana es el día octavo; el que muestra el día décimo cuarto es el día undécimo pues es el cuarto de la segunda semana y el día décimo séptimo es un día de pronóstico pues es el día cuarto del día décimo cuarto y el día séptimo del día undécimo.*

MAIMÓNIDES: Dice Galeno que el décimo séptimo muestra el vigésimo pues el día vigésimo es un día de crisis y es el final de la tercera semana.

[25]

HIPÓCRATES: *Las fiebres cuartanas veraniegas generalmente son cortas y las otoñales largas, especialmente cuando están cerca del invierno.*

MAIMÓNIDES: No sólo las cuartanas son cortas en verano sino también el resto de las enfermedades, pues los humores fluyen y se dispersan por todo el cuerpo y se disuelven. Debido a esto las enfermedades veraniegas no se alargan. Pero Hipócrates pone en su tratado la enfermedad más larga y da como ejemplo "y será lo contrario en invierno", quiere decir que se depositan los humores en la profundidad del cuerpo, como si se petrificasen y endureciesen allí y les quedara fuerza. Las enfermedades no tienen fin mientras que aún existen los humores que las producen. Las enfermedades no desaparecen porque les queda fuerza y no se disuelven.

[26]

HIPÓCRATES: *Es mejor que sea la fiebre después del espasmo a que sea el espasmo después de la fiebre*

MAIMÓNIDES: El espasmo será por repleción o por evacuación o por inanición. Cuando ocurre por repleción, he aquí que se llenan los nervios de un humor viscoso y frío del que extraen su alimento. Cuando se produce la fiebre después de este espasmo, con frecuencia se calienta el humor, fluye, se afina y la fiebre se disuelve. Cuando tiene el hombre una fiebre ardiente y se le seca todo el cuerpo y los nervios, como consecuencia le sobreviene el espasmo provocando un dolor grande.

[27]

HIPÓCRATES: *No conviene confiarse en una mejoría inesperada en el enfermo, una mejoría que se sale de la lógica. Tampoco deben asustar los empeoramientos fuera de lógica pues la mayoría de ellos no persisten y no es posible que se hagan crónicos.*

MAIMÓNIDES: Cuando se produce una enfermedad grave y repentinamente se advierte una mejoría sin que le haya precedido una cocción de los humores o una evacuación, no te confíes, pues los humores se han cuajado y solidificado y r.o se mueven. Si precede la cocción de los humores en el cuerpo y a esto le sigue una mala respiración, confusión mental y trastornos semejantes, no tengas miedo pues no durarán, y muchas veces son señales de una crisis favorable.

[28]

HIPÓCRATES: *Aquel que tiene una fiebre leve, si se queda su cuerpo igual, sin perder nada, o, por el contrario, se consume más de lo necesario, en ambos casos será malo porque lo primero es señal de que la enfermedad durará y lo segundo, de la debilidad de la fuerza.*

MAIMÓNIDES: La delgadez del cuerpo es siempre un mal signo y muestra la debilidad de la fuerza, sea la fiebre leve o grave.

[29]

HIPÓCRATES: *Al principio de la enfermedad si es necesario que se mueva, muévase; pero cuando la enfermedad alcanza su culminación, conviene calmar al enfermo y que repose.*

MAIMÓNIDES: La causa de esto se ofrece en el aforismo siguiente. Se dice: "si es necesario que se mueva, muévase", se refiere a la flebotomía exclusivamente. A veces se hace también una purgación y no es conveniente que se haga ninguna de las dos en el momento culminante de la enfermedad pues la cocción de la enfermedad se produce en ese momento. La virtud animal en el momento culminante casi siempre se ha disuelto ya, y esto es una buena ayuda para que la cocción sea más rápida hasta que disminuye su materia, y en el tiempo culminante las virtudes vital y natural se mantienen.

Y aún añade el comentarista: Ya se adelantó [Aforismo 24, Tratado 1º] que no conviene hacer una purgación al comienzo de las enfermedades excepto las que comportan conmociones, y por eso dice aquí: "si es necesario que se mueva, muévase"

[30]

HIPÓCRATES: *Todas las cosas son débiles en el principio y final de la enfermedad y en el momento culminante son más fuertes.*

MAIMÓNIDES: Se refiere con "las cosas" a los "accidentes" que son más débiles al principio y al final de la enfermedad: los ataques de fiebre, la angustia, el dolor, el insomnio y la sed. No obstante, lo que origina estos accidentes, necesariamente será mejor en el punto culminante de la enfermedad, cuando sea uno de los enfermos de los que se salvan.

[31]

HIPÓCRATES: *Es malo cuando el que se está recuperando de una enfermedad, come y le sientan mal la mayoría de los alimentos y no engorda nada su cuerpo.*

MAIMÓNIDES: Esto es claro y ya se explicó el asunto [Aforismo 8, Tratado 2º].

[32]

HIPÓCRATES: *Casi siempre el que padece algo malo, toma alimentos al principio de su enfermedad y no engorda nada, y al final de su enfermedad deja de comer. En cambio, el que al principio de su enfermedad evita la ingestión de alimentos, al final comerá y engordará. En este último caso la enfermedad no es tan mala.*

MAIMÓNIDES: Esto se refiere al que se recupera de una enfermedad. Aquí se explica que la mala complexión o el resto de humores que no fueron digeridos por los órganos son la causa del apetito fuerte y comerá el enfermo y aumentarán los humores y se fortalecerá la mala complexión y cesará el apetito. Cuando está al principio de la convalecencia no tiene tendencia la naturaleza a ocuparse de la cocción; más adelante comenzará a hacerlo y para entonces has de saber que ya han sido digeridos los humores y su problema va mejorando.

[33]

HIPÓCRATES: *En cualquier enfermedad, tener la mente*

sana y tener apetito es buena señal. Lo contrario es malo.

MAIMÓNIDES: Esto está claro y ya explicamos su causa en los *Aforismos* que yo escribí.

[34]
HIPÓCRATES: *Cuando la enfermedad es apropiada a la naturaleza, la edad, la complexión, la medida del cuerpo del enfermo y la estación del año, su peligro disminuye respecto a cuando no concurre ninguna de estas circunstancias.*

MAIMÓNIDES: Esto es claro, porque cuando no es apropiada, esto pone de manifiesto que es grande la desviación de la normalidad del paciente.

[35]
HIPÓCRATES: *En cualquier enfermedad es bueno que la grosura que hay en la zona cercana al ombligo y en el bajo vientre se mantenga; cuando están estas partes del cuerpo muy delgadas y flacas, es malo. También cuando se purga, esta delgadez encierra peligro.*

MAIMÓNIDES: El "bajo vientre" es lo que hay entre el sexo y el ombligo y son tres las partes del vientre: la zona del hipocondrio, la zona que rodea al ombligo, y el bajo vientre. Es mejor cuando estas zonas están gruesas que cuando están flacas. Esto último es un mal signo y causa de un mal. Es un mal signo por cuanto muestra la debilidad de estos miembros que adelgazaron y perdieron masa. Es también causa de un mal porque la cocción del alimento en el estómago y la producción de sangre en el hígado no se realizarán correctamente si están flacos, ya que dos de estos miembros reciben un gran beneficio de la grosura que los cubre y calienta.

[36]

HIPÓCRATES: *El que tiene un cuerpo sano y le purgan con un medicamento o le provocan el vómito, rápidamente se desmaya. También ocurre con el que toma un mal alimento.*

MAIMÓNIDES: "También ocurre con el que toma un mal alimento": si le purgan o provocan el vómito rápidamente se desmaya, pues en su cuerpo hay un exceso perjudicial causado por el mal alimento. Cuando el medicamento [purgante o emético] le estimula, aunque sea levemente, se ve claro y se descubre su mal. Esta es la causa según Galeno.

A mí me parece que la causa es la siguiente: cuando el hombre toma siempre alimentos nocivos, la sangre se corrompe mucho y su cualidad se pudre. Cuando la medicina atrae con su fuerza atractiva, pone en movimiento toda su sangre para limpiar todas las corrupciones. Éstas son muchas y están ligadas entre ellas y son parte de la vida de este hombre que lleva una dieta perjudicial. Forzosamente se producirá el desmayo por la fuerza atractiva ya que lo que se quiere arrastrar está ligado y mezclado.

[37]

HIPÓCRATES: *En el hombre de cuerpo sano, la acción de la medicina es difícil*

MAIMÓNIDES: Cuando a los sanos se les da eméticos o purgativos, les produce vértigo y cólicos por el flato, se dificulta la evacuación y se les precipita al desmayo. Todo esto ocurre porque la medicina tiene la misión de arrastrar al humor apropiado y cuando no lo encuentra, arrastra la sangre y la carne, evacuando lo que es bueno de ellas.

[38]

HIPÓCRATES: *Es preferible elegir una bebida o un alimento que es peor pero más bueno de sabor a una bebida o un alimento que siendo mejor es, sin embargo, menos sabroso*

MAIMÓNIDES: Esto es claro: la digestión de lo sabroso es mejor.

[39]

HIPÓCRATES: *Los ancianos tienen por lo general menos enfermedades que los niños y los jóvenes pero sus enfermedades crónicas les provocan la muerte*

MAIMÓNIDES: Los ancianos controlan más su dieta que los jóvenes pero la fuerza de sus cuerpos está debilitada, no sólo porque no pueden cocer las enfermedades, sino porque además sus enfermedades tienen su origen en los humores fríos.

[40]

HIPÓCRATES: *El que se desmaya con frecuencia y sin que se sepa la causa, morirá repentinamente.*

MAIMÓNIDES: Esto se refiere al desmayo que sobreviene con tres condiciones: no se conoce la causa, es fuerte y frecuente. Esto ocurre a causa de la debilidad de la virtud vital.

[41]

HIPÓCRATES: *La parálisis llamada apoplejía si es fuerte no se cura y si es débil no es fácil su cura.*

MAIMÓNIDES: Toda parálisis se produce porque el espíritu anímico no puede pasar desde la cabeza hacia abajo a causa de una obstrucción. Esto es por los abscesos que se producen en el cerebro, o porque las cámaras del cerebro se llenan de algún tipo de flema. Si la parálisis suprime el movimiento del pecho, ésta será una parálisis muy peligrosa. Cuando respira tan fuerte que es anómalo, la parálisis será también fuerte. Cuando se respira de una forma tranquila y normal pero cambiando el ritmo sin orden, la parálisis será débil. Si tú abordas este problema haciendo lo correcto, es posible que lo cures.

[42]

HIPÓCRATES: *El catarro y las anginas no se curan en los muy ancianos*
MAIMÓNIDES: Esto es claro.

[43]

HIPÓCRATES: *De los que se estrangulan casi hasta el desmayo sin llegar al borde de la muerte, no se recuperarán los que tengan espuma en la boca.*
MAIMÓNIDES: Galeno mencionó casos que él había visto de personas que fueron colgadas o se ahorcaron a sí mismas y se les veía en la boca espuma y se salvaron. Estos casos son pocos.

[44]

HIPÓCRATES: *Las personas que son gruesas por naturaleza es más fácil que mueran de forma repentina que aquellas que están delgadas.*
MAIMÓNIDES: La causa de este fenómeno se explica en función de la estrechez y anchura de las venas, tal y como ya se explicó en el *Libro de las complexiones* y decía Galeno: *El que tenga un cuerpo sano y con un peso equilibrado, ni grueso ni delgado, vivirá mejor y más tiempo y alcanzará la vejez.*

[45]

Hipócrates: *Los epilépticos jóvenes se curarán solamente con los cambios de estación del año, del país y con la dieta.*

Maimónides: En los enfermos de epilepsia y parálisis se produce un humor frío y grueso. Cuando se produce un cambio de país, de estación o de dieta buscando lo caliente y seco, se cambia la dieta nociva que producía este humor por la opuesta, y entonces se curará.

[46]

Hipócrates: *Cuando ocurren dos dolores y no en el mismo sitio, el más fuerte oculta al otro.*

Maimónides: La naturaleza se ocupa del miembro en el que está el dolor mayor y pierde sensibilidad el otro miembro por lo cual no siente el dolor.

[47]

Hipócrates: *En el momento en que se está produciendo un absceso de pus hay más dolor y fiebre que después, cuando ya está formado el pus.*

Maimónides: Porque en ese momento el lugar del absceso se estira más, aumentando el dolor y tiende el calor hacia el humor para cocerlo, aumentando la fiebre.

[48]

Hipócrates: *Cuando está el cuerpo en movimiento y empieza a sentir la fatiga, si interrumpimos el movimiento, se evitará que la fatiga se extienda.*

Maimónides: Esto está claro.

[49]

Hipócrates: *El que está habituado a un ejercicio, es*

mejor que lo haga, aun estando débil o anciano, a que haga otro ejercicio al que no está habituado, aunque esté fuerte o sea joven.

MAIMÓNIDES: Esto está claro.

[50]

HIPÓCRATES: *Lo que es habitual en un hombre mucho tiempo, le hace menos daño que otras cosas a las que no está habituado, aunque sea muy perjudicial. Conviene, no obstante, cambiar hacia lo que no es habitual.*

MAIMÓNIDES: Esto nos introduce en una verdad: que para el mantenimiento de la salud es obligado que todos los hábitos del hombre se cambien de forma gradual.

Dijo Galeno que es bueno que el hombre lo pruebe todo con el fin de que cuando por necesidad deba hacer algo a lo que no está habituado, no le perjudique gravemente. En cualquier caso, el hombre no debe repetir siempre sus costumbres sino que algunas veces debe hacer lo opuesto.

[51]

HIPÓCRATES: *Es peligroso que de forma repentina y excesiva se llene el cuerpo o se evacue, se caliente o se enfríe o realice algún tipo de movimiento. Todo exceso es contrario a la naturaleza y, en cambio, lo que sea poco a poco es seguro. Esto es aplicable a cuando quieres cambiar de una cosa a otra.*

MAIMÓNIDES: Esto está claro.

[52]

HIPÓCRATES: *Cuando hagas lo conveniente y en la forma apropiada y no obtengas el resultado esperado, no cambies hacia otra cosa mientras sigas manteniendo tu primera opinión.*

MAIMÓNIDES: Este aforismo contiene uno de los grandes principios de la medicina y Galeno no consiguió comentarlo de la forma apropiada. Esto es lo que significa: cuando viste en los signos que convenía calentar al paciente y mantuviste el calor y el enfermo no se curó, no es conveniente que pases a enfriarlo sino que debes mantenerlo caliente todo el tiempo que consideres que las circunstancias aconsejan hacerlo. Este es el sentido de la frase: "mientras sigas manteniendo tu primera opinión". Lo que el aforismo quiere decir es que no cambies el tipo de dieta. Sin embargo, necesariamente debes cambiar de medicamento calorífico y de medicinas simples y compuestos caloríficos. Pues cuando se ha acostumbrado el cuerpo a tomar siempre un medicamento, éste pierde su efecto en dicho cuerpo. Es más, el cambio de medicamentos de la misma cualidad es muy conveniente para la complexión de cualquier hombre y de cada órgano y para los accidentes de las enfermedades. Este principio es una de las raíces del arte médico.

Lo mismo puede decirse respecto al alimento, respecto al producto que evacua el humor maligno, al que lo disuelve o lo cuece o al que engruesa la materia o el astringente: se mantendrá la dieta que los síntomas indicaron y se cambiará el tipo de medicamento y los alimentos que son de una misma clase. Comprende bien esto.

[53]

HIPÓCRATES: *Los jóvenes que tienen el vientre suelto están mejor que los que lo tienen estreñido. Pero cuando llegan a la vejez es peor porque en la vejez se vuelven más estreñidos.*

MAIMÓNIDES: Ya se explicó antes el tema del vientre suelto y el estreñimiento en la juventud y en la vejez

[Aforismo 20, Tratado 2º]. Galeno se esforzó por dar una razón a esto. Ya di mi opinión: el vientre suelto en todas las edades es una de las causas de que se mantenga la salud mientras que el estreñimiento es malo para sanos y enfermos.

[54]

HIPÓCRATES: *Un cuerpo grande es mejor y más agradable en la juventud pero en la vejez resultará pesado y difícil de manejar y será entonces peor que un cuerpo más pequeño.*

MAIMÓNIDES: Galeno explica que con la frase "un cuerpo grande" se refiere a la largura y no se refiere al grosor y la grasa.

SE ACABA EL TRATADO SEGUNDO DE LOS AFORISMOS DE HIPÓCRATES

TRATADO TERCERO

[1]

HIPÓCRATES: *Los cambios de estación son motivo de enfermedades; también las alteraciones del clima propio de cada estación, como cambios fuertes de frío o calor y similares.*

MAIMÓNIDES: Con "alteraciones del clima propio de cada estación" se refiere a un invierno caliente o a un verano frío, y similares. Así también, produce enfermedades el cambio de estaciones cuando es muy brusco aunque en la estación en sí no se produzcan alteraciones fuertes.

[2]

HIPÓCRATES: *Hay naturalezas a las que les sienta bien el verano y mal el invierno. Otras, por el contrario, se avienen mejor al frío que al calor.*

MAIMÓNIDES: Con "naturalezas" se refiere a las complexiones individuales y está claro que el invierno es mejor para los de complexión caliente y el verano para los de complexión fría etc.

[3]

HIPÓCRATES: *Cada una de las enfermedades tiene mejor o peor combinación con otra y así también la edad con las estaciones del año, los países y las dietas*

MAIMÓNIDES: Cuando ordenas las palabras de este aforismo, está muy claro. Si cada una de las enfermedades se ordena según la edad, el país, la estación y las diferentes dietas, estas circunstancias pueden mejorarla o empeorarla.

El ejemplo es los que tienen una enfermedad fría en la juventud, en el verano, en un país cálido y con una dieta caliente, es mejor y lo contrario es peor. En general, lo mejor son los contrarios y lo peor es aplicar remedios de iguales cualidades de la enfermedad. Pero a una persona de mediana edad y una complexión [equilibrada], le conviene una dieta equilibrada y un clima y un país también equilibrado, pues la tendencia de este tipo de complexión es que se la trate con aquello que se le asemeja. En cambio, para los que tienen una complexión desequilibrada, los países, los climas y los tipos de dieta contrarios a su complexión son los más apropiados.

[4]

Hipócrates: *En cualquier estación del año si un día hace a ratos calor y a ratos frío, teme que se produzcan enfermedades otoñales.*

Maimónides: Con "enfermedades otoñales" no se refiere a las enfermedades melancólicas que se avivan en los días de otoño, sino que se refiere a "enfermedades cambiantes", a veces calientes, a veces frías, como el clima en esta estación que a ratos es frío y a ratos es caliente. Cuando se recrudece el frío, se produce la fiebre continua, la fiebre cuartana, el reuma y abscesos. Cuando hace mucho calor se producen fiebres tercianas y erisipela. Cuando los cambios se producen en un día y cuando esto ocurre en el otoño, es apropiado llamar a estas enfermedades, enfermedades otoñales.

[5]

Hipócrates: *El viento del sur produce oído duro, vis-*

ta borrosa, pesadez de cabeza, pereza y diarrea. Si el viento arrecia le ocurren estos accidentes a los enfermos. El viento del norte produce tos, dolor de garganta, estreñimiento, disuria, escalofríos, dolor en las costillas y en el pecho. Cuando arrecia este viento, debes temer que se produzcan estos accidentes en las enfermedades.

MAIMÓNIDES: El viento del sur es caliente y húmedo, por eso produce turbación de los sentidos y humedece los principios de los nervios, provocando una reducción del movimiento. El viento del norte es frío y seco, provoca un resfriado de la garganta y el pecho, estriñe, endurece las vías y todo lo que se ha mencionado.

Estos dos aforismos son evidentes y claros.

[6]

HIPÓCRATES: *Cuando sea el verano parecido a la primavera, debes temer que se produzca abundante sudor en las fiebres.*

MAIMÓNIDES: Cuando el verano es extremadamente seco provoca transpiración y así se disuelve el humor. Cuando es parecido a la primavera, los humores, por su calor, van hacia la piel pero no es posible que se disuelvan vía transpiración, precisamente por su humedad. Ahora bien, durante la crisis de la enfermedad se evacuan estos humores húmedos de forma repentina, dando lugar a un abundante sudor.

[7]

HIPÓCRATES: *En las sequías se producen fiebres agudas. Si esta sequía dura gran parte del año y después de esto se produce un aire seco, se deberán temer enfermedades de esta índole y parecidas.*

MAIMÓNIDES: Explica Hipócrates que, al no haber lluvia, se secan los humores y se condensan. Las fiebres serán pocas en número pero más agudas en cualidad.

[8]

HIPÓCRATES: *En las estaciones del año con el clima que les es propio, las enfermedades son regulares y sus crisis buenas. En cambio, cuando las estaciones no son normales, las enfermedades serán irregulares, de mala limpieza*

MAIMÓNIDES: Esto es claro y evidente

[9]

HIPÓCRATES: *En el otoño las enfermedades son muy agudas y más mortales. En cambio, la primavera es la más saludable de todas las estaciones y hay menos muertes en ella.*

MAIMÓNIDES: La primavera es más equilibrada, mientras que el otoño está sujeto a muchas alteraciones.

[10]

HIPÓCRATES: *El otoño es malo para los que padecen tisis*

MAIMÓNIDES: Por ser frío, seco e inestable perjudica mucho a los que están muy deteriorados por la enfermedad.

[11]

HIPÓCRATES: *Cuando en el invierno hay pocas lluvias y vientos del norte y la primavera es lluviosa y con viento del sur, necesariamente se producirán en el verano fiebres agudas, oftalmía y disentería, sobre todo en las mujeres y en los de naturaleza húmeda.*

MAIMÓNIDES: Este aforismo está claro cuando se conocen los principios básicos de este arte.

[12]

HIPÓCRATES: *Si en el invierno hay viento del sur y es lluvioso y en la primavera llueve poco y hay viento del norte, las mujeres que han de parir en primavera, abortarán fácilmente y las que den a luz parirán niños débiles y frágiles que morirán de inmediato o si sobreviven serán débiles y frágiles toda su vida. El resto de la gente padecerá disentería, oftalmía seca y los ancianos sufrirán catarros que duran mucho.*

[13]

HIPÓCRATES: *Si el verano es poco lluvioso y con vientos del norte, el otoño muy lluvioso y con vientos del sur, en invierno se producirán fuertes dolores de cabeza, tos, coriza, reuma y a algunos hombres les sobrevendrá tisis.*

[14]

HIPÓCRATES: *Si los vientos del verano son del norte y secos, serán buenos para los que tienen una naturaleza húmeda y para las mujeres. En cambio, el resto de la gente padecerá una oftalmía seca, fiebres agudas y reuma crónico. Algunos sufren confusión mental a causa del humor melancólico.*

[15]

HIPÓCRATES: *En el tema del clima a lo largo de las estaciones del año, la escasez de lluvias es más saludable que el exceso y menor el número de muertes cuando llueve poco.*

[16]

HIPÓCRATES: *Las enfermedades que se producen por la abundancia de lluvias son: fiebres largas, flujos del vientre, putrefacción, epilepsia, apoplejía y anginas. Las enfermeda-*

des que se producen cuando llueve poco son: tisis, oftalmía, artritis, estranguria, disentería.

MAIMÓNIDES: Todo lo que menciona Hipócrates en estos últimos cinco aforismos se refiere a enfermedades que se producen en determinados tiempos en una serie de personas cuando el clima está de una determinada manera, y todo esto no es aplicable a cualquiera. No es necesario que demos sus causas ya que son conocidas para el que entiende de filosofía.

Sin embargo, Galeno quería encontrar una causa para todo esto basándose en el conocimiento de los principios del arte médico, de la naturaleza de las estaciones y de los hombres, las causas de las enfermedades, los humores, la materia putrefacta y el calor que actúa sobre ellos. De esta manera buscaba una causa para cada una de las enfermedades mencionadas.

[17]

HIPÓCRATES: *Estas son las cuestiones que tienen relación con el clima de cada día: el viento del norte da firmeza y vigor a los cuerpos, los fortalece y fortalece sus movimientos, embellece su aspecto, afina el oído, estriñe el vientre, produce punzadas en los ojos. Si previamente tenían dolor en el pecho, lo reaviva y aumenta. El viento del sur consume los cuerpos, los debilita, los humedece, produce pesadez de cabeza y dificultad en la audición, debilidad en los ojos hasta casi no ver, dificultad en los movimientos y flojedad de vientre.*

MAIMÓNIDES: Sabido es que el viento del norte es frío y seco, el del sur es caliente y húmedo y todo esto está claro.

[18]

HIPÓCRATES: *Sobre las estaciones del año: la primavera*

y el principio del verano son buenos y más saludables para los jóvenes y los niños. El resto del verano y el principio del otoño son mejor para los ancianos. El resto del otoño y el invierno son mejor para los de edad mediana.

MAIMÓNIDES: Ya explicamos esto con otras palabras.

[19]

HIPÓCRATES: *Todas las enfermedades se producen en cualquier época del año pero hay enfermedades que se producen con más frecuencia y más exacerbadas en alguna de ellas.*

MAIMÓNIDES: Todo esto es claro y evidente.

[20]

HIPÓCRATES: *En primavera se dan las siguientes enfermedades: confusión mental por el humor melancólico, locura, epilepsia, apoplejía, hemorragias, anginas, reuma, coriza, tos, soriasis, liquen, eccema, impétigo, abscesos y artritis.*

MAIMÓNIDES: Este aforismo explica el anterior mencionando lo que se dijo antes: que se producen enfermedades en todas las estaciones del año pero algunas enfermedades son más frecuentes en algunas estaciones del año y en este aforismo cita la mayoría. Completa este tema enumerando las enfermedades propias de la primavera, que es la estación más equilibrada de todas las épocas. Se producen a causa del humor melancólico, como la melancolía y la locura, o a causa del humor flemático, como la epilepsia, el reuma, y la expectoración que es la coriza y tos; a causa del humor rojo, como la úlcera en la piel y los abscesos, enfermedades causadas por la sangre, como las hemorragias y las anginas. Las enfermedades específicas de la primavera son las que se derivan de la disolución de los humores y su flujo hacia fuera y el movimiento natural que los expulsa hacia fuera.

El próximo aforismo también es sobre la que ya se ha explicado: muchas enfermedades se producen cuando se altera la naturaleza de una estación.

[21]

HIPÓCRATES: *En verano ocurren algunas de estas enfermedades: fiebres continuas, causones, fiebres tercianas, vómitos, diarreas, oftalmía, dolor de oídos, llagas en la boca, putrefacción en los genitales y la llaga llamada "jasaf".*

[22]

HIPÓCRATES: *En otoño se dan la mayoría de las enfermedades del verano y, además, fiebres cuartanas, fiebres erráticas, enfermedades del bazo, hidropesía, tisis, estranguria, disentería, lientería, ciática, anginas, coriza, obstrucción del colon que los griegos llaman "íleos", epilepsia, locura y melancolía.*

MAIMÓNIDES: Todo lo que se dice en estos dos aforismos explica lo que había dicho anteriormente.

[23]

HIPÓCRATES: *En invierno se dan estas enfermedades: pleuritis, neumonía, reuma, coriza y tos, dolores en los costados y lumbago, dolor de cabeza, vértigo y apoplejía.*

MAIMÓNIDES: Aquí se basa también en lo que se dijo antes, que a veces se producen en el invierno enfermedades propias de él, como reuma, coriza y apoplejía y enfermedades que no son propias de él, como la pleuritis.

[24]

HIPÓCRATES: *Según la edad se producen las siguientes enfermedades: a los niños pequeños, cuando nacen, úlceras en la boca, vómitos, tos, insomnio, terrores, inflamación del ombligo y supuraciones en los oídos.*

MAIMÓNIDES: Las úlceras en la boca se deben a la blandura de sus miembros y a la sequedad de la leche; el vómito es por la leche que maman y a causa de la debilidad de su fuerza retentiva por la fuerza de los humores; la tos es por la humedad de los pulmones y por la humedad que fluye desde el cerebro a los pulmones; la causa de las supuraciones de los oídos es que la humedad sobrante del cerebro es expulsada a los oídos; la inflamación del ombligo es por la proximidad del tiempo en que se produjo el corte [del cordón umbilical]. Los terrores, la mayoría de ellos durante el sueño, se producen por problemas en la digestión en el estómago, que hacen que suban los vapores al cerebro y se producen imágenes que aterrorizan. Respecto al tema de insomnio, Galeno no conoce su causa y afecta especialmente a los niños, que verdaderamente duermen mucho. A veces hay insomnio y llanto toda la noche y la razón es la fuerza de su sensibilidad por la debilidad de sus cuerpos y sus fuerzas. Cuerpos y fuerzas son débiles y no son firmes, y un dolor pequeño les despierta. Les despiertan también las malas digestiones en el estómago o un dolor de estómago por la abundancia de la lactancia. Si este dolor es un poco mayor llorarán. Esto se observa siempre en los niños.

[25]

HIPÓCRATES: *Cuando se acerca la dentición, se le producirá una comezón en las encías, fiebres, convulsiones y diarrea; especialmente cuando echan los caninos y los niños gordos o los estreñidos.*

MAIMÓNIDES: Todo esto es debido a que los dientes penetran y horadan la carne de las encías y abren un agujero. Al dolor le sigue la fiebre y la convulsión. La comida se digiere mal por el dolor y el insomnio y entonces viene la diarrea. La convulsión se produce especialmente en niños gordos y estreñidos por las muchas materias superfluas de sus cuerpos.

[26]

HIPÓCRATES: *Pasados los primeros años, el niño sufrirá de abscesos en la garganta, se meterán hacia dentro las vértebras del cuello, asma, [formación de] piedras, lombrices pequeñas y redondas, sabañones, escrófulas y otras heridas.*

MAIMÓNIDES: Después de la salida de los dientes y hasta los trece años, los niños comerán y beberán mucho, unirán comida tras comida y realizarán mucho ejercicio después de la comida. Estos hábitos perjudican la digestión, provocan un aumento de los humores y, como consecuencia, sus cuerpos se humedecen y sus miembros se reblandecen. Por todo esto se producen los trastornos mencionados, pues se inflama el nervio de la garganta y estira las vértebras del cuello por la humedad de los tendones y nervios.

[27]

HIPÓCRATES: *Los que pasaron estos años y están en la edad en que les aparece vello alrededor del sexo, padecerán muchas de estas enfermedades, y, además, fiebres más largas y les saldrá sangre por la nariz.*

MAIMÓNIDES: En esta edad aumenta la sangre y corre por ellos, produciéndose, por esto, hemorragias de nariz

[28]

HIPÓCRATES: *La mayoría de las enfermedades de los niños hacen crisis a los cuarenta días, algunas a los siete meses,* otras a los siete años y otras cuando comienza a salirles el vello bajo el vientre. Pero las que permanecen tras la pubertad o tras la menstruación en las mujeres, son enfermedades que se quedan para siempre en la persona.

MAIMÓNIDES: Con "las enfermedades" quiere decir las enfermedades crónicas.

[29]

HIPÓCRATES: *En los jóvenes se da hemoptisis, tisis, fiebres agudas, epilepsia y muchas enfermedades, especialmente éstas que mencionamos.*

MAIMÓNIDES: Explicó Galeno que la epilepsia no es especial de esta edad sino también de la infancia.

[30]

HIPÓCRATES: *Pasada esta edad [la juventud] sufren asma, pleuritis, neumonía, fiebre asociada a insomnio, fiebre asociada a confusión mental, causones, cólera, diarrea crónica, inflamación de los intestinos, lientería y hemorroides.*

MAIMÓNIDES: Sabido es que estos años, la edad de la madurez, prevalece el humor negro y por eso aparece ligada a esta edad la confusión mental, el insomnio con fiebre y las hemorroides. El resto de las enfermedades no son propias de estos años. Galeno piensa que él dio las causas propias de [las enfermedades en cada uno de estos grupos de] edades, pero no es así.

[31]

HIPÓCRATES: *A los viejos les ocurren las siguientes enfermedades: disnea, catarros con tos, estrangurias, disurias, artritis, nefritis, vértigo, apoplejía, llagas malas, picor por el cuerpo, insomnio, diarrea, humedad en los ojos y la nariz, oscurecimiento de la visión, cataratas, glaucoma, que son como un ojo celeste y dureza de oído.*

MAIMÓNIDES: Las causas de esto son claras para el que conoce el tema de la complexión de los viejos.

SE ACABA EL TRATADO TERCERO

TRATADO CUARTO

[1]

HIPÓCRATES: *A la embarazada con los humores agitados, conviene darle la medicina [evacuativa] cuando el feto haya pasado los cuatro meses y hasta los siete, en este caso en cantidad menor. Hay que cuidar del feto cuando es más pequeño o mayor que los meses señalados.*

MAIMÓNIDES: Esto es claro: al principio es débil y es fácil el aborto; al final es ya pesado y grande y puede contribuir la medicación a un nacimiento prematuro.

[2]

HIPÓCRATES: *Conviene que con la medicina [evacuativa] salga del cuerpo lo que puede salir de forma espontánea y cuya expulsión es beneficiosa; en cambio, debe detenerse la evacuación de lo contrario.*

MAIMÓNIDES: Esto está claro.

[3]

HIPÓCRATES: *Si lo evacuado es algo que conviene evacuar, la evacuación es beneficiosa y se soporta con facilidad; cuando estamos en el caso contrario, la evacuación es difícil.*

MAIMÓNIDES: Nos dice esto para que lo tomemos como señal de si acertamos en nuestra opinión o nos equivocamos según sea la evacuación fácil o difícil de soportar.

[4]

Hipócrates: *La evacuación con medicina debe hacerse por arriba en verano y en invierno por abajo.*

Maimónides: Lo que prevalece en verano es el humor rojo y el calor que mueve a los humores hacia arriba y por eso se hará la evacuación con vómito, y en invierno al contrario.

[5]

Hipócrates: *Después y durante el ascenso de la canícula es difícil la evacuación con una medicina.*

Maimónides: Este tiempo es el más caliente del verano y las fuerzas están muy debilitadas. El calor del aire impide que la medicina se extienda y no provoca otros efectos que la debilidad y la agitación.

[6]

Hipócrates: *A los delgados les resulta fácil la evacuación con vómito; se le aplicará una evacuación por arriba y se guardará de hacerlo en verano. A los gordos les es difícil el vómito; se les dará una medicina para evacuar por abajo y se guardará de hacerlo en verano.*

Maimónides: La delgadez es siempre un problema para la mayoría de los hombres en verano. Ya antes se advirtió contra el vómito en invierno [Aforismo 4, Tratado 2º].

[7]

Hipócrates: *A los que resulta difícil el vómito y son equilibrados de peso, se les realizará la evacuación por abajo y se guardará de hacerlo en verano.*

Maimónides: El comentario de esto es evidente.

[8]

HIPÓCRATES: *A los tísicos, guárdate de hacer la evacuación por arriba.*

MAIMÓNIDES: Se refiere a los que tienen predisposición a la tisis y tienen estrechez de pecho, pues las vías de sus pulmones son estrechas y no es apropiado que se extiendan por ellas las sustancias [evacuativas]

[9]

HIPÓCRATES: *Conviene evacuar a aquellos en los que prevalece el humor melancólico por abajo con la medicina más espesa; siguiendo este razonamiento hágase lo contrario en el caso contrario.*

MAIMÓNIDES: "la medicina más espesa" quiere decir la más fuerte. El humor rojo se extiende hacia arriba mientras que el melancólico se hunde hacia abajo y el razonamiento es elegir lo contrario para los humores pues evacuaremos cada humor desde el lugar más próximo a la salida.

[10]

HIPÓCRATES: *En las enfermedades agudas debe evacuarse desde el primer día en que los humores se reaviven pues la demora en estas enfermedades es mala.*

MAIMÓNIDES: Esto está claro. Hay que preocuparse por el movimiento de estos humores que fluyen sin descanso de un lugar a otro y, ¡Dios no quiera que se posen en un órgano principal!

[11]

HIPÓCRATES: *El que tiene retortijones y dolor por la zona de los riñones continuamente, y no se le quita ni con medicinas purgativas ni con otras cosas, su problema acaba en hidropesía seca.*

Maimónides: Cuando la medicación no corta esto, es señal de la complexión perjudicial que prevalece en estos órganos y que se fija en ellos y produce hidropesía timpanítica, que es la que llaman seca frente a la hidropesía ascítica que es húmeda y que viene de un exceso de frío.

[12]
Hipócrates: *Para el que tiene el vientre suelto en invierno, su evacuación con una medicina desde arriba es mala.*

Maimónides: Quiere decir que incluso cuando el vientre está suelto por un humor agudo que fluye y que se evacua por vómito, siendo invierno no conviene evacuar vía vómito como ya se dijo antes.

[13]
Hipócrates: *El que necesita tomar eléboro y no es fácil su evacuación desde arriba, antes de tomarlo conviene que se humedezca su cuerpo con más alimento y con descanso.*

Maimónides: Esto está claro.

[14]
Hipócrates: *Cuando un hombre bebe eléboro, debes animarlo a mover más su cuerpo y dormir y descansar menos. He aquí que un paseo en barco muestra que el movimiento agita el cuerpo.*

Maimónides: Es sabido que el eléboro provoca un vómito fuerte y un movimiento local en el cuerpo que ayuda al vómito. Este movimiento le hace recordar la navegación.

[15]
Hipócrates: *Cuando se desea que la evacuación con*

eléboro sea mayor, haz que se mueva el cuerpo; cuando quieras que evacue menos, ordena al que lo bebe descanso y que no se mueva.

MAIMÓNIDES: Esto está claro y además se repite.

[16]

HIPÓCRATES: *Beber eléboro es un peligro para quien está sano pues esto produce convulsiones.*

MAIMÓNIDES: Esto está claro

[17]

HIPÓCRATES: *El que no tiene fiebre, está sin apetito, siente un estiramiento en las cardias, desmayo, amargura en la boca; todo esto muestra que la evacuación con medicina [evacuativa] debe hacerse por arriba.*

MAIMÓNIDES: "Cardias" es la boca del estómago y "estiramiento" quiere decir punzada. "Desmayo" quiere decir que el hombre tiene sensación de que dan vueltas las cosas que le rodean y pierde repentinamente el sentido de la vista hasta el punto de que cree que todo lo que ve fue cubierto por la oscuridad. Estos accidentes ocurren cuando hay humores malos en la boca del estómago que lo "pinchan". Por eso y a la vista de estos accidentes, es conveniente evacuar con vómito.

[18]

HIPÓCRATES: *Los dolores por encima del diafragma muestran que la evacuación debe hacerse por arriba y los que son por debajo del diafragma, deben hacerse por debajo.*

MAIMÓNIDES: Los humores tienden a un lado y se asientan allí; según el lado se evacuará con una medicina emética desde arriba o con un purgativo desde abajo.

Mientras que los humores están fluyendo conviene dirigirlos hacia el lado contrario.

[19]

HIPÓCRATES: *Al que bebe la medicina purgativa, evacua y no tiene sed, no conviene dejar de purgarlo hasta que tenga sed.*

MAIMÓNIDES: La "sed" tras la bebida de la medicina si no es a causa del calor o la sequedad del estómago o del carácter mordicante de la medicación o porque el humor evacuado es caliente; es muestra de la limpieza del estómago y su vaciamiento del humor que queríamos sacar.

[20]

HIPÓCRATES: *El que no tenga fiebre, tiene retortijones, pesadez de rodillas y dolor en los riñones; esto muestra que necesita la evacuación medicamentosa por debajo.*

MAIMÓNIDES: Esto está claro

[21]

HIPÓCRATES: *El excremento negro, parecido a la sangre, que sale espontáneamente, tanto en los que tienen fiebre como en los que no, es un mal signo. El excremento que tenga algún color es un signo malo. Cuando éste sale por la ingestión de una medicina [evacuativa], será un buen signo, y en este caso el excremento con color estará lejos de ser malo.*

MAIMÓNIDES: Esto está claro

[22]

HIPÓCRATES: *Cuando al principio de una enfermedad sale humor negro por abajo o por arriba, esto es signo de peligro de muerte.*

MAIMÓNIDES: Durante el principio de la enfermedad, nada de lo que sale del cuerpo del enfermo será de forma natural sino que su salida será un accidente ligado a aspectos del cuerpo no naturales. Con el "humor negro" se refiere al humor espeso, semejante a los sedimentos que quedan cuando se quema y este humor negro deja de ser natural. La salida de estos humores malos antes de la cocción es señal de que se han extendido por los órganos por la fuerza de su malignidad, y no pueden los órganos dominarlos hasta que son digeridos.

[23]

HIPÓCRATES: *Todo aquél que está débil por una enfermedad aguda o crónica, o por una recaída, u otra cosa, y expulsa humor negro, o como si fuera sangre negra, desde arriba o desde abajo, morirá al día siguiente.*

MAIMÓNIDES: La naturaleza de alguien en esta situación está muy débil, hasta el punto de que no puede digerir ni separar lo malo de lo bueno, y no evacua los humores malos. Ahora bien, en el momento más álgido de la enfermedad, expulsará estos humores pues no hay nada que los retenga. Cuando se dice "como si fuera sangre negra" quiere decir excremento negro y la diferencia entre el humor negro y el excremento negro es que el humor es puro, mordicante y punzante, parecido a la agudeza del vinagre, cuando cae sobre tierra la aplana. El excremento negro no tiene ninguna de estas características.

[24]

HIPÓCRATES: *La disentería cuando empieza con bilis negra, es un signo mortal.*

MAIMÓNIDES: Si comenzó la salida del humor rojo y por eso los intestinos se inflamaron e hirieron, y le sigue sangre, es posible curar la inflamación. Ahora bien, si esto ocurriera con el humor negro y le siguiera la sangre, sin duda se producirá en los intestinos como un cáncer, que se extenderá por el cuerpo.

[25]

HIPÓCRATES: *La salida de sangre por arriba en cualquier asunto, es un mal signo y su salida por debajo es bueno y también cuando le acompaña excremento negro.*

MAIMÓNIDES: "Por arriba" se refiere al vómito. Ciertamente "por debajo es bueno" cuando lo expulsa la naturaleza para limpiar lo superfluo, como cuando fluye en las hemorroides, con tal de que no sea mucho.

[26]

HIPÓCRATES: *Si alguien tiene disentería y el excremento es semejante a trozos de carne, esto es una señal mortal.*

MAIMÓNIDES: Esto es señal de la profundización de la herida en los intestinos hasta el punto de que corta su carne y no es posible que se renueve.

[27]

HIPÓCRATES: *Aquel que teniendo fiebre, tiene hemorragias en cualquier parte del cuerpo, cuando sane comerá cosas que le suelten el vientre por encima de lo normal.*

MAIMÓNIDES: Por la debilidad del calor natural en su cuerpo, a causa de las hemorragias, disminuye la atracción de los miembros hacia el alimento y se debilita la digestión y por eso se le suelta el vientre.

[28]

HIPÓCRATES: *Al que tiene una purgación de humor rojo y le sobreviene una sordera, se le corta la purgación; al que tiene una sordera y se le produce una purgación del humor rojo, le cesa la sordera.*

MAIMÓNIDES: La causa de esto es clara por la tendencia de la materia al cambio y ya explicamos que este aforismo es sólo aplicable a la sordera repentina en las enfermedades y, en particular, en las que se producen cerca de la crisis.

[29]

HIPÓCRATES: *Para el que en el sexto día de su enfermedad con fiebre tiene escalofríos, la crisis será difícil.*

MAIMÓNIDES: Cuando se producen escalofríos con fiebre, especialmente cuando es causón, lo habitual es que le siga otra crisis y ya es sabido que es mala una crisis en el sexto día y por esto usa el término "difícil".

[30]

HIPÓCRATES: *Si alguien sufre paroxismos a causa de la fiebre, cesa este paroxismo a una hora determinada y si al día siguiente la fiebre se produce justamente a esa hora, la crisis será difícil.*

MAIMÓNIDES: Hipócrates explica que cuando los paroxismos de la fiebre tienen un mismo carácter en el principio y en el fin, esto muestra que la enfermedad es larga y por esto dice "la crisis será difícil". Como si dijera que es difícil que termine esta fiebre con una crisis; pues la crisis se produce en las enfermedades agudas mientras que las enfermedades crónicas se disipan a lo largo del tiempo.

[31]

HIPÓCRATES: *Si alguien tiene sufrimiento por una fiebre abundante, los depósitos que deben salir [se concentran] en las articulaciones y en las mejillas.*

MAIMÓNIDES: El calor de la fiebre y el de los miembros del que tiene sufrimiento provocan la expulsión de los excedentes hacia las articulaciones y hacia la parte alta del cuerpo y se quedan en la carne blanda que hay en las articulaciones de las mejillas.

[32]
HIPÓCRATES: *Cuando alguien se ha salvado de una enfermedad y siente dolor en una parte de su cuerpo, se formarán los depósitos en este lugar.*
MAIMÓNIDES: Se dice que "el que se restablece de una enfermedad" cuando siente sufrimiento en uno de sus miembros y le duele es porque hay allí una salida y así se explica la causa. Ya lo mencionó Galeno y cuando se reproduce el dolor también le llama *jas*.

[33]
HIPÓCRATES: *Si el dolor es anterior a la enfermedad y afectaba ya a uno de los miembros, en este miembro se fijará la enfermedad.*
MAIMÓNIDES: Esto está claro. Se refiere a un sufrimiento anterior a la enfermedad hasta el punto de que es la causa misma de la enfermedad, y menciona en el aforismo anterior las molestias que se producen después de la enfermedad y en el anterior a éste se menciona el sufrimiento que se deriva de la propia enfermedad; lo temible es que con las crisis no se produzca la evacuación completa de las salidas.

[34]
HIPÓCRATES: *Un ahogo repentino es un signo mortal en el que tiene una fiebre y no tiene hinchazón en la garganta.*
MAIMÓNIDES: "Un ahogo repentino" es por la cerrazón

de la nuez de la garganta; el que tiene fiebre necesita una fuerte aspiración de aire frío y cuando no pueda entrar el aire morirá sin duda. Esto puede ocurrir no habiendo hinchazón pues a veces la fiebre se sigue de un absceso en la garganta y el ahogo viene poco a poco al aumentar el absceso y durante el tiempo en que éste se mantiene pero luego alcanza su cenit y es posible que baje también poco a poco y se libre el enfermo.

[35]

HIPÓCRATES: *Cuando al que tiene fiebre se le tuerce el cuello y le cuesta tragar hasta el extremo de que sólo puede hacerlo con gran dificultad sin que se aprecie en él una hinchazón, -eso es un signo mortal.*

MAIMÓNIDES: "La torcedura del cuello" y "la dificultad en el tragar" son a causa de un absceso y a veces son a causa de un incremento de la sequedad. Aquí se refiere al incremento de la sequedad pues es manifiesto que el perjuicio de la complexión de los miembros es por la sequedad.

[36]

HIPÓCRATES: *Si el sudor en el que tiene fiebre comienza el día tercero, el cuarto, el quinto, el séptimo, el undécimo, el décimo cuarto, el décimo séptimo, el décimo noveno, el vigésimo, el vigésimo cuarto, el vigésimo séptimo, el trigésimo, el trigésimo primero, el trigésimo cuarto o el trigésimo séptimo, el sudor en cualquiera de estos días supondrá la crisis de la enfermedad, mientras que el sudor que se produce en días distintos a éstos será señal de la enfermedad y su extensión en el tiempo.*

MAIMÓNIDES: Esta sentencia no se aplica sólo al sudor sino a todas las formas de evacuación con las que viene la crisis pues lo que caracteriza la naturaleza de estos días es que se produzca en ellos la crisis y esto ya se ha visto en la experiencia. Toda crisis con sudor o con otras evacuaciones se ha observado con la experiencia que tiene lugar en estos días.

[37]

HIPÓCRATES: *El sudor que se da con una fiebre aguda es un signo mortal, y en la fiebre moderada muestra la duración de la enfermedad.*

MAIMÓNIDES: La fuerza de la fiebre extingue el calor natural y no se digieren bien los humores fríos de los que se considera que procede el sudor frío. Se ve que estos humores son buenos por la fuerza de su frío y el calor de la fiebre fuerte no puede calentar lo que sale.

[38]

HIPÓCRATES: *En el lugar donde se produzca el sudor se ubica la enfermedad.*

MAIMÓNIDES: El humor aparece sólo en ese lugar en que se encuentra retenido el humor [que produce la enfermedad].

[39]

HIPÓCRATES: *En cualquier parte del cuerpo que esté frío o caliente, ahí esta la enfermedad.*

MAIMÓNIDES: Esto está claro.

[40]

HIPÓCRATES: *Cuando se producen cambios en el cuerpo: se enfría y se calienta, tiene un aspecto y luego lo cambia, esto nos ilustra sobre la duración de la enfermedad.*

MAIMÓNIDES: La enfermedad que es de muchas clases

es más larga que la enfermedad que es de una sola clase.

[41]
HIPÓCRATES: *Un sudor fuerte después del sueño y sin una razón clara muestra que el que lo tiene comió más de lo que el cuerpo soporta y si no comió más de la cuenta, necesita una evacuación.*
MAIMÓNIDES: Esto está claro.

[42]
HIPÓCRATES: *Un sudor abundante que fluye continuamente puede ser caliente o frío. Si es frío muestra una enfermedad grave y si es caliente muestra una enfermedad más ligera.*
MAIMÓNIDES: Quiere decir que el sudor de los días en que se produce la crisis si es frío será peor porque indica el frío de la materia.

[43]
HIPÓCRATES: *Cuando la fiebre no intermitente se fortalece en el tercer día es más peligrosa. Cuando la fiebre es intermitente, del tipo que sea, no es peligrosa.*
MAIMÓNIDES: La que es continua y se fortalece el tercer día, la peligrosa, es una "medio terciana".

[44]
HIPÓCRATES: *Al que padece una fiebre larga le sucederá alguna de estas cosas en las articulaciones: se le abrirán salidas, dolores y debilidad.*
MAIMÓNIDES: La duración de la enfermedad se debe a la abundancia de materia o al frío de la materia o a la grosura del humor y la materia. A causa de la abundancia la expulsa hacia un miembro y produce en él un salida, o ha-

cia el lugar vacío en las articulaciones, causando dolor en la articulación.

[45]

HIPÓCRATES: *Al que se le encuentran salidas o dolores en las articulaciones después de la fiebre, es que toma más alimento del que puede soportar.*

MAIMÓNIDES: "Después de la fiebre" quiere decir después de que cesó completamente la fiebre y queda aún debilidad.

[46]

HIPÓCRATES: *Cuando hay escalofríos en fiebres no intermitentes en aquél que ya está debilitado, eso será un signo mortal.*

MAIMÓNIDES: Galeno dice que se refería al mantenimiento de los escalofríos que se producen uno tras de otro, y la fiebre se queda no intermitente. Esto es señal de que la naturaleza se esfuerza por agitar el humor maligno y hacerlo salir, y que no se fije en los miembros; pero la debilidad de la fuerza del cuerpo es mayor, y se pierde, porque no puede soportar la trepidación de los escalofríos y los temblores del cuerpo.

[47]

HIPÓCRATES: *En las fiebres no intermitentes en las que hay esputos de aspecto oscuro, o parecidos a la sangre, o pestilentes o de tipo bilioso, todos ellos son malos. Si se expulsan bien son buenos. Lo mismo puede aplicarse al excremento o a la orina; pero si salen de otra forma son malos.*

MAIMÓNIDES: El dicho general es que las cosas malas que son expulsadas son indicios de los asuntos malos en los cuerpos de los que se expulsan. A veces su salida será como la salida de pus de las heridas corrompidas y no será útil su salida para esta enfermedad. A veces será como la salida de pus de un absceso, se abrirá y producirá una limpieza buena para el miembro enfermo. Los signos muestran que cuando la salida es buena es porque [la materia] está cocida y el cuerpo soporta su salida con facilidad y encuentra reposo el cuerpo y en esto [influye] la naturaleza de la enfermedad, el tiempo presente, [la estación] del año, el país y la naturaleza del enfermo.

[48]

HIPÓCRATES: *Cuando en la fiebre no intermitente se enfría la superficie del cuerpo y arde su interior produciendo sed, eso será un signo mortal.*

MAIMÓNIDES: Galeno dice que este accidente no sucede siempre, sólo en algunas fiebres que no son intermitentes. Añade que la causa es que se produce un absceso caliente en algunos miembros internos, y lo dirige la sangre y el espíritu hacia el miembro enfermo del cuerpo. Por eso está ardiente el interior del cuerpo y fría la piel, como ocurre al principio de los paroxismos de la fiebre. Esta es la causa en opinión de Galeno ¡y se equivoca! Según se deduce de esto, este accidente ocurre forzosamente en todo absceso caliente que se produce en los miembros internos y, sin embargo, nosotros hemos visto enfermos de pleuritis, de neumonía y de hepatitis y sus pieles estaban muy calientes como el interior de sus cuerpos.

A mi me parece que la causa está en que las materias en las partes visibles del cuerpo son gruesas y muy frías y no las supera el humor corrompido que produce la enfermedad y que se corrompe en el interior del cuerpo. Arde esta materia corrupta y el calor sube hacia la parte externa del cuerpo buscando agujeros por los que respirar; y si encuentra una pantalla fría, ésta impide al calor pasar a la superficie del cuerpo, y el calor vuelve hacia atrás con toda la fuerza de que es capaz y así arde el interior del cuerpo y aumenta la sed, y le sucede al calor algo parecido a lo que a una olla de hierro sobre el fuego cuando se le espurrea agua y se atiza este fuego hasta que aumenta el calor del interior y se funde el hierro. Ésta es la causa verdadera, sin duda alguna.

[49]

Hipócrates: *En la fiebre no intermitente cuando se tuerce el labio, el ojo, la nariz o la ceja, o cuando el enfermo no puede ver u oír o se siente debilitado, la muerte está cerca.*

Maimónides: Esto es claro: cuando se observan estos síntomas unidos a debilidad de fuerzas y precedidos de una fiebre, se sabe que la sequedad se hizo fuerte en las raíces de los nervios y por eso se produce la torcedura u otras de las cosas mencionadas.

[50]

Hipócrates: *Cuando se produce en una fiebre no intermitente, disnea o confusión mental, esto constituye síntoma de muerte.*

Maimónides: Esto es claro: el calor se fija en los miembros hasta que debilita el nervio que mueve el pecho y el diafragma y dificulta la respiración

[51]

Hipócrates: *La salida [de depósitos] que se produce durante la fiebre, si no se corta durante las crisis primeras, muestra que la enfermedad aún dura.*

Maimónides: Esto es claro.

[52]

Hipócrates: *El lagrimeo durante la fiebre o en otras circunstancias de la enfermedad, si es un acto voluntario del enfermo no es preocupante, pero si no es voluntario es peor.*

Maimónides: Esto es claro por la debilidad de la fuerza retentiva. Se dice "peor" indicando que en el primer caso también es malo pues aunque se llore por propia voluntad, esto demuestra una debilidad del corazón que hace que se conmueva con facilidad y llore.

[53]

Hipócrates: *Si durante la fiebre se cubren los dientes de unos humores viscosos, eso significa que la fiebre será fuerte.*

Maimónides: Estos humores viscosos se producen por un calor fuerte que actúa sobre las flemas hasta que las seca.

[54]

Hipócrates: *El que con una fiebre ardiente tiene una abundante tos seca que lo agita un poco, no es posible que tenga sed.*

Maimónides: Galeno dice: con la tos, incluso si no se expectora algo, se humedecen los bronquios con aquello que les llega por la tos y por eso no hay sed.

[55]

Hipócrates: *La fiebre que se acompaña con un bubón en la ingle o semejante, es una fiebre mala a menos que sea una fiebre efímera.*

Maimónides: Cuando la fiebre es a causa de los bubones, se trata de una fiebre efímera. Si es por otra causa y se le una el bubón de la ingle o algo semejante, es mala, pues la causa de la hinchazón de las ingles se deriva en ese caso de otro tumor en los intestinos, y este tumor interior es la causa de las fiebres, y por eso es complicado.

[56]

Hipócrates: *Cuando un hombre tiene fiebre y suda, y no se interrumpe la fiebre, esto es mal síntoma, pues indica el alargamiento de la enfermedad y una humedad excesiva.*

Maimónides: Esto está muy claro.

[57]

Hipócrates: *Cuando suceden espasmos o tétanos y después de esto fiebre, se cortará con ella la enfermedad.*

Maimónides: El espasmo es de tres clases: el espasmo posterior [los músculos extensores], el espasmo anterior [los músculos flexores] y los tétanos, con lo cual no se ven los miembros contraídos pues se contraen los flexores y los tensores con una contracción igual. Todas las clases de espasmos bien se producen por una repleción de los órganos nerviosos o por su vaciamiento. Cuando el espasmo ocurre después de la fiebre ardiente, la causa es la sequedad, y cuando el espasmo sucede primero y repentinamente, necesariamente es por la repleción.

Cuando se produce después de la fiebre, disuelve un poco el exceso de humores y cuece algo su humedad.

[58]

Hipócrates: *Cuando un hombre que padece una fiebre ardiente tiene un escalofrío, se disipa la fiebre.*

Maimónides: Cuando se mueve el humor rojo para salir, se produce un escalofrío al que le sigue el vómito del humor rojo y diarrea con el fin de expulsar este humor que ha producido la fiebre. Cuando los vasos se limpian, la fiebre se disipa.

[59]

HIPÓCRATES: *La fiebre terciana más larga se termina en siete ciclos.*

MAIMÓNIDES: Galeno dice: ya vimos y observamos la crisis de las fiebres cuartanas y tercianas y nos encontramos con que se computa por un número de ciclos y no por un número de días. El ciclo séptimo de las fiebres tercianas cae en el día décimo tercero desde su comienzo. En este día, generalmente se produce la crisis y el fin de la enfermedad sin que llegue al día décimo cuarto. El aforismo de Hipócrates se refiere a las tercianas simples.

[60]

HIPÓCRATES: *Al que con una fiebre aguda se le produce sordera, le sangra la nariz o sufre diarrea, se le disipa con esto la enfermedad.*

MAIMÓNIDES: Ya hablamos anteriormente de estas causas.

[61]

HIPÓCRATES: *Cuando la fiebre no abandona al febricitante en un día impar, le volverá la fiebre.*

MAIMÓNIDES: Galeno dice que esto es un error del copista y que el aforismo de Hipócrates dice "un día de crisis", sea par o impar.

[62]

HIPÓCRATES: *Cuando hay ictericia en la fiebre antes del día séptimo, esto es un mal síntoma.*

MAIMÓNIDES: Muchas veces se produce ictericia con la fiebre y no hay crisis de la ictericia antes del día séptimo y su causa está en una enfermedad del hígado. Por eso es un mal síntoma.

[63]

HIPÓCRATES: *Al febricitante que tiene escalofríos cada día, se le disipa la fiebre cada día.*

MAIMÓNIDES: Con "se le disipa cada día" quiere decir que la fiebre le abandona y cesa cada día con la evacuación del humor que provoca el escalofrío con un movimiento de expulsión. Así ocurre en las tercianas y cuartanas.

[64]

HIPÓCRATES: *Cuando ocurre la ictericia en el día séptimo, noveno o décimo cuarto, es un buen síntoma, siempre que no se ponga duro el hipocondrio. Si es así, no es buen asunto.*

MAIMÓNIDES: La causa de esto se explica con lo anterior.

[65]

HIPÓCRATES: *Cuando con la fiebre hay un ardor fuerte en el estómago y palpitación en el corazón y en las cardias, es mal síntoma.*

MAIMÓNIDES: Si con "cardias" quiere decir la boca del estómago, lo de la palpitación se refiere a un pinchazo en la boca del estómago, al ser empapado por los humores que vienen del humor rojo. Si con "cardias", quiere decir *al-fuad*, se refiere al corazón y la palpitación le viene por el calor, y ambos accidentes son muy malos.

[66]

HIPÓCRATES: *El espasmo y los dolores fuertes en las vísceras con fiebres agudas son un mal síntoma.*

MAIMÓNIDES: La fiebre muy fuerte seca los nervios como si fuera fuego y los estira produciéndose un espasmo mortal. Muchas veces el dolor en las vísceras viene de esta situación, es decir del calor y la sequedad.

[67]

HIPÓCRATES: *Durante la fiebre, los espasmos y los terrores que suceden en el sueño son malos síntomas.*

MAIMÓNIDES: Cuando el cuerpo está lleno de humores, durante el sueño se llena la cabeza y se pone pesado el cerebro, y si prevalece el humor, que tiende a ser melancólico, sucederán los terrores y el dolor y los espasmos. Galeno dice que con frecuencia en muchas enfermedades mortales, los terrores, el dolor y los espasmos se producen en el sueño, y parece que se debe al flujo hacia el cerebro del humor perjudicial durante el sueño.

[68]

HIPÓCRATES: *Cuando el aire entra en el cuerpo de forma entrecortada, eso es malo, porque es síntoma de un espasmo.*

MAIMÓNIDES: Con "aire" se refiere al aire de la respiración cuando se traba en las vías respiratorias hasta el punto de que se detiene en el momento de entrar o salir o en ambos, y esto muestra que los nervios que mueven el pecho tienen un espasmo.

[69]

HIPÓCRATES: *El que tiene la orina espesa, parecida a la sangre coagulada y escasa y no se ha limpiado su cuerpo de la fiebre, cuando tenga una orina abundante y clara será beneficioso. Esto les ocurre sobre todo a los que tienen en su orina desde el principio de la enfermedad o después de [comenzar la enfermedad] algo de sedimentos.*

MAIMÓNIDES: En la mayoría de los febricitantes ocurre que al principio su orina es clara y a medida que se acerca al cenit, se va espesando. Lo que nos cuenta el sabio Hipócrates de este extraño asunto es que a veces a principio de la enfermedad estará la orina como el limo y será escasa. La causa de su escasez es que pasa por los riñones con dificultad. Cuando es evacuado este mal humor y se cuece lo que queda de él, se ve en la orina porque es más clara y abundante.

[70]
HIPÓCRATES: *El que en la fiebre tiene una orina turbia, parecida a la orina de las bestias, tiene dolor de cabeza o se le producirá.*
MAIMÓNIDES: La orina estará así cuando se produzca la acción del calor sobre la materia espesa y abundante o bien estará así por las sustancias solamente. Cuando la acción del calor es fuera de lo común, se producirán gases hasta que se espese y enturbie como la cera, el alquitrán o la resina del *sinobar*. Los gases gruesos con el calor se apresuran a subir hacia la cabeza produciendo dolor y a veces ocurrirá con la orina turbia o antes o después de esto.

[71]
HIPÓCRATES: *Cuando la crisis sobreviene en el día séptimo, en el día cuarto verá una nube roja en su orina, y el resto de los signos se establecen de forma similar.*
MAIMÓNIDES: El día cuarto es el día de observación de que lo sucederá el día séptimo. Todo síntoma que puede medirse se ve en este día y muestra la cocción [de humores] y deja ver la crisis del día séptimo. La nube blanca es uno de los signos más convenientes, y especialmente la nube blanca que cuelga en medio de la orina. Si el enfermo se mueve con rapidez, el cambio será sólo en el aspecto de la orina. El cambio en la sustancia de la orina muestra el fin de la crisis al séptimo día.

Dijo Galeno que Hipócrates mencionó la nube roja, que es el síntoma más débil, para que se entendieran los dos síntomas más fuertes que muestran que la crisis está preparada. Así los síntomas que se ven en los días de observación en los excrementos o en los esputos son algo análogo.

[72]

HIPÓCRATES: *Cuando la orina está transparente y blanca, es malo, sobre todo en los que tienen fiebre con un absceso del cerebro.*

MAIMÓNIDES: Ésta es la orina que está muy alejada de la cocción; indica el alargamiento de la enfermedad y muestra que el movimiento del humor rojo se dirige hacia arriba, hacia la cabeza.

[73]

HIPÓCRATES: *El que tiene los hipocondrios hinchados, con ruido de tripas, y después se le produce un dolor en la parte baja de la columna vertebral, se le suelta el vientre si no salen de él muchos gases u orina abundantemente con acompañamiento de fiebres.*

MAIMÓNIDES: Cuando se mezclan los gases con la humedad forzosamente se produce ruido y se mueven hacia bajo, bajando la inflamación hacia lo que está cerca de la espalda, y se estiran los miembros que hay allí, produciendo dolor. A veces esta humedad va hacia las venas y sale sólo en la orina. A veces, salen juntos los gases y la humedad de los intestinos y se suelta el vientre. A veces pasan juntos hacia las venas y pasan rápidamente la humedad y los gases a la vejiga. El que tiene fiebre estará seguro con estos síntomas, y sabe que la naturaleza ya tiene intención de expulsar lo perjudicial y hacerlo salir en la orina o en el excremento.

[74]

HIPÓCRATES: *El que teme que se le abra una salida en sus articulaciones, se librará de esta salida si produce una orina espesa, abundante y blanca, como a veces comienza a pasar en el día cuarto en algunos que tienen fiebre acompañada de cansancio. Si sale sangre de las narices, se le cortará rápidamente la enfermedad.*

MAIMÓNIDES: Esto está completamente claro.

[75]

HIPÓCRATES: *El que tiene en la orina sangre y pus, eso es señal de que tiene una herida en los riñones y en la vejiga.*

MAIMÓNIDES: Esto está claro.

[76]

HIPÓCRATES: *El que tiene una orina espesa con trozos pequeños de carne o como cabellos, eso sale de los riñones.*

MAIMÓNIDES: Los trozos pequeños de carne son de la misma naturaleza que el riñón pero lo que es como un cabello no es posible que sea ni del riñón ni de la vejiga. Galeno dijo que él vio hombres que orinaron este cabello y en algunos era tan largo como medio brazo porque habían comido alimentos que producían un humor grueso. Esto pasa con el humor grueso cuando actúa en él el calor hasta que arde y se seca en los riñones, convirtiéndose en este cabello. La curación de la enfermedad debe ir precedida de una reflexión certera sobre su causa, pues a los que les descubren esta enfermedad los medican con medicinas que afinan de forma tajante. La frase del sabio Hipócrates "esto sale de los riñones" señala el lugar donde se produce este cabello.

[77]

HIPÓCRATES: *Aquel cuya orina es gruesa como el salvado, tiene sarna en la vejiga.*

MAIMÓNIDES: Esto es claro.

[78]

HIPÓCRATES: *El que orina sangre sin ningún precedente, muestra que se le rompió una vena en los riñones.*

[79]

HIPÓCRATES: *Al que tiene en la orina algo parecido a la arena, se le producirá una piedra en la vejiga.*

[80]

HIPÓCRATES: *El que orina sangre coagulada, tiene estranguria, y le da un dolor en la parte baja de su vientre y alrededor del perineo; este dolor proviene de la vejiga.*

[81]

HIPÓCRATES: *Si alguien orina sangre, pus y escamas o su orina huele de forma hedionda, eso indica que hay una herida en la vejiga.*

[82]

HIPÓCRATES: *A quien le sale un absceso en su uretra, cuando cueza y se abra se le cortará la enfermedad.*

[83]

HIPÓCRATES: *Si alguien orina por la noche una orina abundante, eso indica que disminuirá su excremento.*

MAIMÓNIDES: Todos estos aforismos están claros.

SE ACABA EL TRATADO CUARTO

TRATADO QUINTO

[1]

HIPÓCRATES: *La convulsión causada por el eléboro es un signo mortal.*

MAIMÓNIDES: La convulsión ocurre por la ingestión de eléboro blanco, al que se refiere aquí, bien porque provoca una evacuación fuerte o por la fuerza del movimiento del vómito o por las punzadas del estómago, y todo esto tiene difícil cura.

[2]

HIPÓCRATES: *La convulsión que se produce por una herida, es un signo mortal.*

MAIMÓNIDES: Esto ocurre al inflamarse los nervios, sube el dolor al cerebro y el sabio Hipócrates dice que es un síntoma mortal para subrayar el peligro y el hecho de que muchos mueren.

[3]

HIPÓCRATES: *Cuando extraes del cuerpo mucha sangre y se produce hipo o una convulsión, eso es un signo mortal.*

[4]

HIPÓCRATES: *Cuando se produce un bostezo o una convulsión después de una evacuación. es una mala señal.*

MAIMÓNIDES: Todo esto está claro.

[5]

HIPÓCRATES: *Cuando un borracho se queda sin voz, sufrirá convulsiones y morirá si no se produce en él fiebre o es capaz de hablar en el momento en que deja de estar borracho.*

MAIMÓNIDES: Esta convulsión se produce porque los nervios están repletos, debido a la naturaleza del vino que llena los nervios rápidamente, porque penetra por su finura y su calor. Siendo ésta la naturaleza del vino, cuando se abusa de él se estiran los nervios por el exceso y se produce una convulsión. Ahora bien, por sus cualidades, el vino cura y corrige lo que se dañó en los nervios cuando los calienta y seca. Cuando no puede conseguirlo, forzosamente sufrirá una convulsión que le producirá la muerte.

Con la misma virtud que mencionamos del vino de curar la convulsión, a veces también cura la fiebre.

La borrachera llamada *kamar* es el daño que se produce en la cabeza por la ingestión de vino.

[6]

HIPÓCRATES: *El que sufre tétanos, morirá en cuatro días; pero si supera estos cuatro días, se curará.*

MAIMÓNIDES: El tétanos es una enfermedad muy aguda cuando la naturaleza no soporta el esfuerzo de sus espasmos, pues está compuesta de una convulsión hacia atrás y otra hacia adelante, y alcanza su final en el primer ciclo de los distintos ciclos de los días de la crisis.

[7]

HIPÓCRATES: *Al que tiene epilepsia antes de que aparezca el vello púbico, se le produce un cambio, pero cuando le sucede una vez pasados los veinticinco años, morirá con esta enfermedad.*

Maimónides: Galeno dice que con el término "cambio" se refiere al final de la enfermedad, que llega porque se corrige el humor frío que produce la epilepsia y que es la flema. Esto ocurre con el cambio de los años que lo va secando, con el ejercicio y con un régimen que seque con las medicinas apropiadas. El sabio Hipócrates menciona como estimación de estos cambios el paso de los años. La medida del tiempo es la aparición de vello púbico, es el período comprendido entre el final de los catorce años hasta los veinticinco.

[8]

Hipócrates: *El que tiene pleuritis y no se limpia al décimo cuarto día, su materia se convertirá en pus.*

Maimónides: El sabio Hipócrates llama "limpieza" a la evacuación del humor que produce la pleuritis con la expectoración.

[9]

Hipócrates: *La mayoría de los que padecen tisis es entre los dieciocho años y los treinta y cinco.*

Maimónides: Ya había dicho antes que la tisis era una enfermedad de los jóvenes. Lo menciona de nuevo porque se ha referido a enfermedades del pecho y del pulmón.

[10]

Hipócrates: *Si alguien tiene anginas, se libra de ellas, y el humor tiende hacia el pulmón, corre el peligro de morir en siete días. Si los supera, se convertirá en pus.*

Maimónides: Has de saber que [Hipócrates] tenía mucha experiencia con estas enfermedades y las similares. Sin duda lo que dice sobre el cambio [de lugar, de la garganta al pulmón] es aplicable a la mayoría de estas enfermedades.

[11]

HIPÓCRATES: *Cuando el tísico expectora con la tos y el esputo tiene un olor hediondo al echarlo sobre las brasas, y cuando el pelo de la cabeza se cae, son signos mortales.*

MAIMÓNIDES: El mal olor muestra el daño de los humores y su corrupción; la caída del pelo de la cabeza es una señal aún más clara del daño que han sufrido los humores y de la falta de nutrientes de los alimentos.

[12]

HIPÓCRATES: *El tísico al que se le cae el pelo de la cabeza y se le produce diarrea, morirá.*

MAIMÓNIDES: La diarrea muestra la debilidad de la fuerza y por eso es señal de una muerte rápida.

[13]

HIPÓCRATES: *El que expectora sangre con espuma, con seguridad su esputo procede del pulmón.*

MAIMÓNIDES: Esto está claro, pues la sangre que sale con espuma es de la misma materia que el pulmón.

[14]

HIPÓCRATES: *Cuando al tísico se le produce una diarrea, es una señal mortal.*

MAIMÓNIDES: La diarrea en el tísico es una señal mortal. Si a esto le acompaña mal olor del esputo y caída del pelo, entonces indica, además, la proximidad de la muerte, como ya se ha dicho antes.

[15]

HIPÓCRATES: *El que teniendo pleuritis produce pus, si lo limpia en los cuarentas días contando a partir del día en que empezó a salirle pus, la enfermedad remitirá. Si no lo limpia en ese período de tiempo, caerá en la tisis.*

MAIMÓNIDES: Cuando no sale la materia que penetra y alcanza la concavidad del pecho, se corrompe, se coagula y enferma al pulmón.

[16]

HIPÓCRATES: *El calor perjudica a quien abusa de él, causando los siguientes daños: debilita la carne, debilita los nervios, disminuye la inteligencia, provoca hemorragias de sangre, y desmayos. La muerte puede encontrar a los que padecen estas enfermedades.*

MAIMÓNIDES: Se refiere "al que usa de forma exagerada cosas calientes" y se debilita su carne y los nervios, queriendo decir que tiene debilidad porque el calor disuelve. Cuando dice "disminuye la inteligencia", según Galeno se refiere a la debilidad de la inteligencia que pierde su fuerza por la disolución de la sustancia de los nervios. Está claro que a la hemorragia le sigue el desmayo y al desmayo la muerte.

[17]

HIPÓCRATES: *El frío produce convulsión, tétanos, manchas negras y escalofríos acompañados de fiebre.*

MAIMÓNIDES: Esto está claro.

[18]

HIPÓCRATES: *El frío perjudica los huesos, los dientes, los nervios, el cerebro y la médula espinal. En cambio, el calor es beneficioso.*

MAIMÓNIDES: Esto está claro.

[19]

HIPÓCRATES: *Todas las partes que se enfrían deben calentarse a menos que se tema que se vaya a abrir la sangre.*

MAIMÓNIDES: Esto está claro.

[20]

HIPÓCRATES: *El frío es mordicante para las heridas, endurece la piel, genera dolor donde no lo había, produce manchas negras, ocasiona escalofríos con fiebre, convulsión y tétanos.*

MAIMÓNIDES: Esto está claro.

[21]

HIPÓCRATES: *A veces, derramar mucha agua fría sobre el que padece tétanos, si se trata de un joven de carnes sanas, sin heridas y en medio del verano, producirá una caída del calor excesivo. Así se le libra del calor.*

MAIMÓNIDES: Esto está claro.

[22]

HIPÓCRATES: *Si el calor produce pus pero no en todas las heridas, eso es uno de los mayores signos [de curación]; cuece el pus, ablanda la piel y la adelgaza, calma el dolor, acaba con el peligro de los escalofríos, la convulsión y el tétanos. Quita la pesadez de la cabeza, y es lo mejor para las fracturas de los huesos, especialmente cuando quedan sin piel, y sobre todo los huesos de la cabeza. Es bueno para todo lo que por el frío muere o se hiere; para el herpes; para la boca del ano, para los genitales masculinos y femeninos, para la matriz y la vejiga; he aquí que el calor cura al que tiene todas estas partes enfermas. En cambio, el frío las perjudica y las mata.*

MAIMÓNIDES: La producción de pus es un buen signo; es conveniente, ya que se asegura [la curación] de las enfermedades, pues es un tipo de cocción como es sabido. No toda herida produce pus: las heridas malas o las difíciles de curar y las devoradoras [como las herpes] no producen pus. El resto de lo que menciona está claro: en todo órgano que tiene nervios, el frío es perjudicial.

[23]

HIPÓCRATES: *Conviene utilizar el frío en los lugares donde fluye la sangre, o se está preparando para fluir. No conviene aplicarlo exactamente en el lugar por donde fluye sino alrededor y en los lugares en donde la hemorragia provoca abscesos calientes y punzantes que tienden al color rojo y con aspecto de sangre buena. Perjudica si se aplican cuando ya la sangre está vieja y ennegrecida, y en los abscesos llamados erisipela cuando no están ulcerados.*

MAIMÓNIDES: Esto está claro.

[24]

HIPÓCRATES: *Las cosas frías como la nieve y el granizo perjudican al pecho, provocan la tos, traen la hemorragia y los catarros.*

MAIMÓNIDES: Esto está claro.

[25]

HIPÓCRATES: *Los abscesos que hay en las articulaciones, los dolores sin heridas, los dolores de los que padecen gota, y la rotura que se produce en los lugares con nervios y la mayoría de las dolencias semejantes a éstas, si se derrama sobre los enfermos agua fría en abundancia, los calmará, los reducirá y quitará el dolor produciendo un adormecimiento que lo calma.*

MAIMÓNIDES: El calmar el dolor en estos lugares es porque acaba con el humor que lo produce y por el adormecimiento de los sentidos.

[26]

HIPÓCRATES: *El agua que se calienta y se enfría rápidamente es más ligera que otras aguas.*

MAIMÓNIDES: Es claro que lo que quiere decir con "pesadez y ligereza" se refiere a la rapidez o la lentitud con que sale del estómago.

[27]

HIPÓCRATES: *Cuando siente necesidad imperiosa de beber por la noche porque tiene mucha sed, si se duerme a continuación, es buena señal.*

MAIMÓNIDES: Cuando se duerme después de beber agua, se cocerá durante el sueño el humor que provocaba la sed, y no se suele beber por la noche a menos que la sed sea muy fuerte.

[28]

HIPÓCRATES: *El hacer fumigaciones con perfumes atrae la sangre de las mujeres y también proporciona beneficios en otros muchos lugares, a menos que produzcan pesadez de cabeza.*

MAIMÓNIDES: Dice que el fumigarse con perfumes atrae la sangre de la menstruación o la del parto, cuando está retenida, pues afina la sangre si es gruesa, o abre la obstrucción, o abre las bocas de las venas si están obstruidas. Reciben también su beneficio los lugares fríos al calentarlos, o la sequedad de los humores, a menos que llenen la cabeza, pues todo lo que sube hacia arriba provoca dolor de cabeza.

[29]

HIPÓCRATES: *Cuando los humores están avivados en el cuerpo de la embarazada, conviene darle la medicina [pur-*

gante] una vez que pase su embarazo del cuarto mes y hasta el séptimo, y se dará en poca cantidad. No debe superarse este período, ni un poco antes ni un poco después.

MAIMÓNIDES: Con o sin intención, Hipócrates repite la sentencia para aplicarla a las enfermedades de las mujeres [Aforismo 1, Tratado 4º]

[30]

HIPÓCRATES: *La mujer embarazada a la que sangran, perderá a su feto, cuanto más si el feto es ya grande.*

MAIMÓNIDES: Esto está claro.

[31]

HIPÓCRATES: *Cuando a una mujer embarazada le sobreviene alguna de las enfermedades agudas, esto es un signo mortal.*

MAIMÓNIDES: Si se trata de enfermedades agudas con fiebre, morirá, porque el daño de la complexión necesaria para respirar es grande, y los miembros están cargados y con poco alimento; y si son enfermedades como la hemiplejia y la convulsión, no soportará el fuerte dolor ni la gran tensión a causa del peso que lleva.

[32]

HIPÓCRATES: *Cuando una mujer vomita sangre y se le produce la menstruación, cesará el vómito a causa de su espasmo hacia el lado contrario.*

[33]

HIPÓCRATES: *Cuando cesa la sangre de la menstruación por la hemorragia por la nariz, es buena señal.*

MAIMÓNIDES: Estos dos aforismos son claros.

[34]

Hipócrates: *La mujer embarazada si tiene continuamente diarrea, corre el riesgo de abortar.*

Maimónides: Cuando se mueve la fuerza expulsiva en estos miembros que están cercanos a la matriz, puede temerse que esta fuerza expulsiva se comunique a la matriz.

[35]

Hipócrates: *Cuando sufra la mujer una enfermedad de la matriz o partos difíciles, si tiene estornudos es un buen signo.*

Maimónides: Se refiere a cuando a una mujer se le interrumpe la respiración por "una enfermedad de la matriz", la llamada sofocación de la matriz. La aparición del estornudo que alivia la enfermedad, es un buen signo. El estornudo muestra que la naturaleza se ha despertado y cumple su función y es también causa de que los órganos expulsen los humores perjudiciales que se les adhieren. Por todo esto el estornudo cura también del hipo.

[36]

Hipócrates: *Cuando la sangre de la menstruación de una mujer haya cambiado su aspecto y no se produzca la menstruación en fechas regulares, es señal de que su cuerpo necesita una limpieza.*

Maimónides: Esto está claro.

[37]

Hipócrates: *Si a una mujer embarazada se le encoge el pecho repentinamente, abortará.*

Maimónides: Ya es conocida la relación del pecho y el útero; cuando el pecho se encoge, muestra el poco alimento que le llega y cuando esto ocurre, disminuye también el alimento que llega al útero y aborta.

[38]

HIPÓCRATES: *Cuando está la mujer embarazada de gemelos y se encoge uno de los pechos, abortará a uno de los fetos. Si se le encoge el pecho derecho abortará al varón y si se le encoge el pecho izquierdo abortará a la hembra.*

MAIMÓNIDES: El varón habitualmente está en el lado derecho.

[39]

HIPÓCRATES: *Cuando una mujer que no está embarazada ni ha dado a luz tiene leche, se le ha retirado la menstruación.*

MAIMÓNIDES: De forma excepcional, cuando se produce la menopausia, se llenan las venas del pecho y se produce leche a causa de la abundancia de sangre que le llega al pecho. Opino que esto no es así, a menos que el cuerpo de la mujer alcance una gran limpieza y su alimento sea extremadamente bueno.

[40]

HIPÓCRATES: *Cuando en la mujer se coagula la sangre del pecho, es signo de confusión mental.*

MAIMÓNIDES: Creo que Hipócrates vio este caso una o dos veces y lo estableció como criterio fijo, tal y como acostumbraba a hacer en su *Libro de las epidemias*. Ya dijo Galeno que él nunca se encontró con un caso así y es cierto: quiero decir que esto no es causa de ningún modo de la confusión mental. Este accidente sucedió una o dos veces, lo observó Hipócrates y pensó que era la causa.

[41]

HIPÓCRATES: *Si quieres saber si la mujer está o no embarazada, dale a beber aguamiel cuando se vaya a dormir. Si tiene retortijones en el vientre, está embarazada y si no los tiene no está.*

MAIMÓNIDES: Cuando dice que la toma sea con el sueño, quiere decir en el momento del descanso y recién comida; el aguamiel produce gases y colabora a esto el vientre lleno. Cuando los gases no encuentran salida a causa de la obstrucción del útero, se producen los retortijones.

[42]

HIPÓCRATES: *Cuando la mujer está embarazada de un varón, tendrá buen aspecto. Cuando está embarazada de una hembra, se altera el aspecto de su rostro.*

MAIMÓNIDES: Todo esto está claro y es común.

[43]

HIPÓCRATES: *Cuando en la mujer embarazada se produce el absceso llamado erisipela en el útero, eso es un signo mortal.*

MAIMÓNIDES: Según las palabras de Galeno, se refiere a la muerte del feto y ocurre igual con el resto de los abscesos calientes.

[44]

HIPÓCRATES: *Cuando se queda embarazada una mujer y es de una delgadez fuera de lo común, abortará antes de engordar.*

MAIMÓNIDES: Cuando se queda embarazada y está excesivamente delgada, el alimento que llega a los miembros es completamente asimilado por éstos y no le queda nada para alimentar al feto cuando crece. Abortará antes de completar su grado de gordura y no abortará si ha vuelto a la gordura natural de su cuerpo.

[45]

HIPÓCRATES: *Cuando una mujer con una complexión equilibrada aborta en el mes segundo o tercero sin una causa clara, la bolsa de la matriz esta llena de un humor, parecido al humor que sale de la nariz, que no puede retener al feto por su peso sino que lo deja caer.*

MAIMÓNIDES: Esto está claro.

[46]

HIPÓCRATES: *Cuando una mujer está excesivamente gorda y no se queda embarazada, el redaño, llamado "la grasa que cubre", le obstruye la boca del útero; y no se quedará embarazada hasta que adelgace.*

MAIMÓNIDES: El útero tiene un cuello largo y parte de este cuello llega hasta la vagina donde penetra el pene y a esta zona se le llama la "boca del cuello del útero" y a veces "boca del útero". Realmente lo que se llama "boca del útero" es el principio del cuello junto al útero, y esto es lo que se obstruye con la grasa en la mujer demasiado gorda.

[47]

HIPÓCRATES: *Cuando se abre el útero hasta que llega al isquion, necesariamente recurrirás a la acción.*

MAIMÓNIDES: Con "acción" quiere decir "acción de la mano" (cirugía), es decir poner pesarios. Cuando llega la supuración hacia fuera, entonces es necesario también, usar pesarios.

[48]

HIPÓCRATES: *El feto masculino conviene que esté a la derecha y el femenino a la izquierda.*

MAIMÓNIDES: Esto está claro: la parte derecha es más caliente y mencionó Galeno que en "la semilla" que viene de la mujer del lado derecho de uno de lo ovarios, hay grosura y calor. La que viene del lado izquierdo, es fría y acuosa y más fría que la otra. No se si llegó a esto por intuición o por reflexión; en el último caso ¡es una reflexión asombrosa!

[49]
HIPÓCRATES: *Cuando quieras que expulse la placenta, introduce un estornutatorio por la nariz y cierra su orificios y la boca.*
MAIMÓNIDES: Con el fin de que se produzca en el vientre un espasmo y una dureza que ayude a la expulsión de la placenta.

[50]
HIPÓCRATES: *Si deseas cortar la sangre de la menstruación, pon en cada uno de los pechos una ventosa, las más grandes que haya.*
MAIMÓNIDES: Esto se explica porque hay una atracción [de la sangre] hacia el lado contrario.

[51]
HIPÓCRATES: *La boca del útero de la mujer embarazada estará cerrada*
MAIMÓNIDES: Esto está claro.

[52]
HIPÓCRATES: *Cuando del pecho de una embarazada sale leche, eso muestra la debilidad del feto, y cuando está duro, indica que el feto está sano.*
MAIMÓNIDES: La leche fluye en la mujer embarazada

porque están repletos los vasos sanguíneos que hay entre el útero y los pechos. Ciertamente crece la sangre en ellos pero el feto recibe poco alimento y le llega poca cosa de estos vasos sanguíneos.

[53]

HIPÓCRATES: *Cuando una mujer va a abortar se encogen sus pechos. Si ocurre lo contrario, es decir si sus pechos están duros, le dolerán los pechos, o las caderas, o los ojos, o ambas rodillas, pero no abortará.*

MAIMÓNIDES: El encogimiento de los pechos es señal de la disminución de la sangre, como mencionamos, y si crecen es señal de un cambio de medida; y se ponen duros mostrando la abundancia y la grosura de la sangre. Por eso se esfuerza la naturaleza por expulsar este excedente hacia un miembro próximo al útero o a los pechos y se produce dolor.

En general estas señales no son ciertas y no se dan en la mayoría de los casos. Todos estos aforismos y los que se les parecen los extrajo Hipócrates de algo que observó una o dos veces. ¡Pues el sabio Hipócrates estaba empezando con este arte!

[54]

HIPÓCRATES: *Cuando la boca del útero está dura, necesariamente está obstruida.*

MAIMÓNIDES: Esto está claro.

[55]

HIPÓCRATES: *Cuando una mujer embarazada tiene fiebre y se trata de una fuerte calentura sin causa clara, su parto se desarrollará con dificultad y peligro, o abortará y ella misma correrá peligro.*

MAIMÓNIDES: Es necesario facilitar el parto, que estén los dos cuerpos fuertes, el de la madre y el del hijo.

[56]
HIPÓCRATES: *Es malo cuando a la menstruación le sigue una convulsión o desmayo.*

[57]
HIPÓCRATES: *Cuando la sangre de la menstruación es más abundante de lo conveniente, se producirán enfermedades. Si no baja la menstruación se producen enfermedades causadas por la matriz.*
MAIMÓNIDES: Ambos aforismos están claros.

[58]
HIPÓCRATES: *Cuando en el ano o en la matriz hay un absceso, se deriva de él estranguria, y asimismo cuando se inflama el riñón se deriva también estranguria. Cuando se produce el absceso en el hígado, se deriva de esto hipo.*
MAIMÓNIDES: La estranguria se produce por la debilidad de la fuerza retentiva de la vejiga, o por lo punzante de la orina. La debilidad de la fuerza es por el daño de la complexión o por el absceso que se ha producido allí. Lo punzante de la orina se debe a que se pasó a ella humor mordicante. Cuando hay un absceso en uno de los dos miembros mencionados, perjudica a la vejiga, por estar en la misma zona, y debilita su fuerza. Cuando es la enfermedad en los riñones, se produce mordicación en la orina. Del absceso del hígado no se deriva hipo, a menos que sea grande.

[59]
HIPÓCRATES: *Cuando una mujer no embarazada quie-*

ra saber si puede o no quedarse en estado, cúbrela con algo de ropa, haz un sahumerio por sus bajos. Si se observa que el olor pasa por su cuerpo hasta alcanzar su nariz y su boca, sabrás que no hay causa de infertilidad en ella.

MAIMÓNIDES: El sahumerio se hará con buenos productos que sean punzantes, como el incienso, la mirra o el estoraque.

[60]

HIPÓCRATES: *Si a una embarazada le viene la menstruación no es posible que el feto esté sano.*

MAIMÓNIDES: Galeno dice que la sangre que fluye de la embarazada procede de los vasos sanguíneos del cuello del útero, pues la placenta pende de las bocas de todos los vasos sanguíneos que hay en el interior de la cavidad de la matriz y no es posible que salga nada de esto hacia el hueco de la matriz.

[61]

HIPÓCRATES: *Cuando a una mujer no le viene la menstruación en su fecha, y no tiene escalofríos, ni fiebre, pero se le producen angustias, desmayos y nauseas, piensa que está embarazada.*

[62]

HIPÓCRATES: *Cuando la matriz está fría y dura no se quedará la mujer embarazada, ni tampoco cuando está muy húmeda, pues la humedad cubre el semen y hace que se coagule y se espese. Tampoco cuando esté más seca de lo normal o muy caliente, pues el semen no se alimenta y se pierde. Cuando es la complexión de la matriz equilibrada entre ambos extremos, la mujer será fértil.*

MAIMÓNIDES: Estos dos aforismos están claros.

[63]

HIPÓCRATES: *Estos fenómenos también ocurren a los hombres pues el neuma se evapora rápidamente a causa de la sequedad de sus cuerpos y así no puede el semen moverse, u ocurre que el semen no fluye a causa de su mucha densidad, o bien por el exceso de frío, y le falta movimiento para alcanzar el lugar requerido. Esto sucede también por un calentamiento excesivo.*

[64]

HIPÓCRATES: *La leche es mala para los que tienen dolor de cabeza, los que tienen fiebre, para aquellos que tienen el hipocondrio abultado y con ruido de tripas, para los que tienen sed, para quien aumenta el excremento bilioso, para el que tiene una fiebre aguda y para el que tiene disentería fuerte. Es buena para los tísicos si no tienen una fiebre fuerte y para los que sufren una fiebre larga débil cuando no tienen nada de lo que mencionamos antes y sus cuerpos están consumidos por la enfermedad.*

MAIMÓNIDES: La leche es una de esas cosas que se transforman con rapidez, si el estómago está demasiado frío se agria, y si el estómago esta demasiado caliente se transforma en gas. Sin embargo, cuando se digiere como es conveniente produce un alimento muy bueno, pero en el momento de su digestión se produce un abultamiento en el hipocondrio y duele la cabeza. Esta es su acción en los sanos. También en los enfermos es la mencionada.

[65]

HIPÓCRATES: *El que tiene una úlcera y por su causa hay una hinchazón, no es posible que sufra convulsiones o locura. Si la hinchazón se va repentinamente y está la herida en la parte trasera del cuerpo, tendrá convulsiones o un espas-*

mo. *Si la herida está en la parte delantera, tendrá locura o un dolor muy fuerte en el costado, o pus, o disentería, si esta hinchazón es roja.*

MAIMÓNIDES: No es necesario repetir que la mayoría de las sentencias de Hipócrates se cumplen en casi todos los casos o la mitad de ellos. Pero lo cierto es que a veces se cumplen sólo en unos pocos casos; quizás observó el fenómeno una sola vez y relacionó el tema con una causa que no era la verdadera. La explicación de Galeno en este aforismo es que con "hinchazón" quiere decir "grosura fuera de lo normal" y en "la parte trasera" se encuentran los nervios y en la parte delantera predominan las arterias. Cuando el humor que produce la hinchazón sube desde los nervios al cerebro habrá convulsión y si sube por las venas hacia el cerebro, habrá locura. Si este humor va hacia el pecho producirá un dolor en el costado, y muchas veces el que tiene pleuritis desarrolla pus.

[66]

HIPÓCRATES: *Es muy mal síntoma cuando hay úlceras que se distinguen por su gravedad y no se ve en ellas hinchazón.*

MAIMÓNIDES: Con "úlceras que se distinguen" quiere decir aquéllas que están al principio de los tendones, o en sus extremos, o en aquellos tendones en los que predominan los nervios. Si no se produce la hinchazón que es propia de las heridas, no es seguro que parte de los humores que fluyen hacia las heridas se hayan ido hacia otro lugar, más grave que las heridas.

[67]

HIPÓCRATES: *La úlcera blanda es excelente y la cruda es repulsiva.*

Maimónides: Galeno dice que con "cruda" se refiere a la úlcera difícil para expulsar y es lo contrario que la blanda, pues la dificultad está en que los humores están sin cocer.

[68]
Hipócrates: *El que tiene dolor en la parte de atrás de la cabeza, se beneficiará con un corte en la vena que hay en su frente.*
Maimónides: El espasmo hacia el lado contrario, en el cuello, es de adelante hacia atrás y de atrás hacia adelante.

[69]
Hipócrates: *Los escalofríos en las mujeres empiezan en la zona lumbar y suben hacia la cabeza, y en los hombres es más frecuente que empiecen por detrás que por delante, como los que empiezan por los brazos y los muslos, y esto es porque la piel en la parte anterior del cuerpo es porosa, y prueba de ello es el vello.*
Maimónides: Llegan antes a la espalda porque es más fría debido a que hay allí muchos huesos y poca carne. Las mujeres son más frías que los hombres. Prueba de la debilidad de la parte anterior del cuerpo es el crecimiento del vello.

[70]
Hipócrates: *El que padece fiebres cuartanas, no sufre de convulsiones. Si tiene convulsiones antes de que se produzcan las cuartanas, éstas se curarán con las fiebres.*
Maimónides: La explicación de Galeno es que según Hipócrates este tipo de convulsión se producía por la repleción y su cura estaba en la salida del humor que debía

salir o en su cocción. Con la fiebre cuartana saldrá con fuerza y se cocerá con el calor de la fiebre.

[71]

HIPÓCRATES: *El que tiene la piel tirante, seca y dura, morirá sin sudor. El que tiene la piel porosa, blanda y humedecida, morirá con sudor.*

MAIMÓNIDES: Se refiere a quien está próximo a la muerte y su piel está como se ha descrito.

[72]

HIPÓCRATES: *Al que tiene ictericia no es posible que se le produzcan flatos.*

MAIMÓNIDES: Entre las causas por las que se produce el flato se encuentra el humor flemático, que viene al lugar en que se produce. Esto no ocurre con la ictericia porque con ella predomina el humor rojo.

SE ACABA EL TRATADO QUINTO

TRATADO SEXTO

[1]

HIPÓCRATES: *Cuando se produce una arcada agria en una lientería crónica, si no se había producido antes será un buen signo.*

MAIMÓNIDES: Cuando la enfermedad de la lientería es por debilidad de la fuerza retentiva, [el alimento] sale antes de ser digerido y entonces se produce la arcada agria. Ésta muestra que el alimento vuelve al estómago y queda retenido hasta que se transforma, siendo uno de los cambios que se agría, y la naturaleza vuelve a su actividad.

[2]

HIPÓCRATES: *El estado de salud de los que tienen la nariz excesivamente húmeda y el semen fino está próximo a la enfermedad. Quien tiene los signos contrarios, tiene el cuerpo sano.*

MAIMÓNIDES: Estas cosas muestran la humedad del cerebro y la sequedad que hay en los órganos, por esto se vuelve fino el semen.

[3]

HIPÓCRATES: *La falta de apetito en una disentería crónica es un mal signo. Si es con fiebre es aún peor.*

Maimónides: La disentería, cuando va acompañada de molestias en los intestinos y es de larga duración, provoca un aumento de las cavidades en la profundidad de los órganos. Aparecerán heridas con putrefacción y dolerá el estómago, alcanzando el daño hasta su base. Cuando enferma el enfermo por el estómago, decae el apetito, y esto será síntoma de la profundización y alargamiento del perjuicio de la enfermedad.

[4]

Hipócrates: *Es peligroso que se desprenda y caiga lo que hay alrededor de las heridas.*

Maimónides: La caída de lo que hay alrededor de la herida, pelo y piel, muestra la mordicación de lo que fluye de la herida, que termina por devorar lo que hay alrededor.

[5]

Hipócrates: *Conviene observar si hay grandes cambios en el dolor que tiene lugar en las costillas, el pecho y el resto de los órganos.*

Maimónides: Quiere decir que no es suficiente el conocimiento del lugar dolorido, sino que hay que reflexionar sobre la gravedad de la enfermedad o la debilidad, y que se debe tener en consideración la fuerza del dolor y lo que hay en él de punzante, y la mordicación, así como otros accidentes tales como el dolor, y la fuerza con que llegan al órgano.

[6]

Hipócrates: *Las enfermedades que están en la vejiga y en los riñones son difíciles de curar en los ancianos.*

Maimónides: Esto está claro.

[7]

Hipócrates: *El dolor en el lugar más alto del vientre es ligero, en otro lugar, más grave.*

Maimónides: Galeno dice que "lugar alto" es el más superficial del vientre, lo que cubre los intestinos y el estómago; "otro lugar" quiere decir el estómago y los intestinos.

[8]

Hipócrates: *Las heridas que se producen en el cuerpo de los que tienen hidropesía, no son fáciles de curar.*

Maimónides: Las heridas no se curan hasta que se secan completamente y esto no es fácil en el hidropésico.

[9]

Hipócrates: *Las erupciones extendidas no es posible que causen picor.*

Maimónides: Cuando las erupciones y heridas se extienden y no hay hinchazón, es señal de que hay materia fría. Por eso no se produce picor, por el frío de la materia.

[10]

Hipócrates: *Al que tiene dolor de cabeza y siente el pulso fuerte en la cabeza y le sale pus o agua de su nariz o sus oídos, eso le cortará su enfermedad.*

Maimónides: Esto está claro.

[11]

Hipócrates: *En los que tienen depresión por el humor melancólico y los que tienen meningitis, que es un absceso caliente en una membrana del cerebro, las hemorroides serán buen signo.*

Maimónides: La depresión causada por el humor melancólico es confusión mental; la produce el humor negro, que se llama en lengua griega "melancolía" y también produce la meningitis, llamada *birsam*. Ya se explicó que cuando fluye la materia que produce la enfermedad hacia el lado contrario y llega a la apertura de las bocas de las venas, se corregirá el problema.

[12]

Hipócrates: *Al que se cura de hemorroides crónicas hasta estar sano, sin conservar ninguna, hay peligro de que se le produzcan hidropesía o tisis.*

Maimónides: Cuando no queda ni siquiera una hemorroide por la que fluya la sangre turbia, ésta vuelve y aumenta el hígado, y se apaga su calor por el incremento, produciéndose la hidropesía; o se dirige hacia otras venas y se rompe la vena sana provocando tisis. Quiere decir que a veces se pueden producir estas dos enfermedades o bien alguna otra.

[13]

Hipócrates: *Cuando un hombre tiene hipo y se le produce un estornudo, se calma el hipo.*

Maimónides: La mayoría de los hipos se producen por repleción de humores. Se cura con el estornudo porque se eliminan aquellos humores debido a la sacudida que acompaña al movimiento del estornudo.

[14]

Hipócrates: *Cuando un hombre tiene hidropesía y el agua va por sus venas hacia el vientre, le cesará la enfermedad.*

Maimónides: Esto está claro, pues la naturaleza hace

con estas aguas lo que hacen las enfermedades agudas en las crisis con los humores pecantes.

[15]

HIPÓCRATES: *Cuando un hombre tiene una diarrea larga y se le produce un vómito espontáneo, se terminará la diarrea.*

MAIMÓNIDES: Esto está claro, pues la naturaleza tira de la materia que produce la enfermedad hacia el lado contrario.

[16]

HIPÓCRATES: *Es un mal signo cuando se produce una diarrea en el que tiene pleuritis o neumonía.*

MAIMÓNIDES: Ciertamente será un mal signo para ambas enfermedades cuando éstas son tan graves que el vientre se ablanda por debilidad de fuerzas.

[17]

HIPÓCRATES: *Es un signo muy bueno cuando el hombre sufre un problema de ojos y tiene diarrea.*

MAIMÓNIDES: Esto está claro.

[18]

HIPÓCRATES: *Es un signo mortal el desgarro en la vejiga, en el cerebro, en el corazón, en los riñones, en alguno de los intestinos delgados, en el estómago, o en el hígado.*

MAIMÓNIDES: Galeno dice que Hipócrates con "mortal" se refiere a mortal por necesidad, a que en la mayoría de los casos es mortal. Sin embargo, yo vi un hombre con heridas grandes y profundas en el cerebro y se curó; pero esto es excepcional.

[19]

HIPÓCRATES: *Cuando se corta el hueso, el tendón, el nervio, el lugar blando y fino de la mejilla o el prepucio, no brotan ni se ligan las partes cortadas.*

MAIMÓNIDES: "No brotan" quiere decir que no se reproduce la materia cortada en la herida. Y si hay una brecha no se ligará pues son miembros secos y se alejan las partes desgarradas y aumenta la distancia entre ellas.

[20]

HIPÓCRATES: *Cuando se derrama sangre hacia un lugar vacío en contra del orden natural, puede que se le produzca pus.*

MAIMÓNIDES: Con "llega a ser pus" quiere decir que se transforma y se corrompe la forma de la sangre.

[21]

HIPÓCRATES: *Al que sufre locura se le cortará si se le produce la dilatación de las venas llamadas varices o hemorroides.*

MAIMÓNIDES: Esto se explica por la tendencia de la materia que produce la enfermedad hacia el lado contrario, y los humores que producen imbecilidad y locura son los que tienden hacia los muslos. Como ya es sabido, las afirmaciones de Hipócrates no son siempre de aplicación general.

[22]

HIPÓCRATES: *Una sangría corta los dolores que bajan de la espalda hacia los codos, en [el hueso] llamado cúbito.*

MAIMÓNIDES: Cuando la causa de los dolores es el calor de los humores y tienden hacia el codo, ayudará sin duda si se evacua este lugar.

[23]

Hipócrates: *Cuando el temor y la tristeza duran largo tiempo, hay una enfermedad causada por la bilis melancólica.*

Maimónides: Cuando un hombre sufre temor y tristeza sin una causa aparente, la causa es la melancolía aunque estos episodios no sean permanentes. Cuando estos accidentes comienzan por una causa clara, como un ataque de ira, furia o terror, y después de esto se hacen permanentes, este nuevo carácter permanente es señal de la melancolía.

[24]

Hipócrates: *El traslado del absceso llamado erisipela desde fuera hacia dentro no es bueno; en cambio, el paso desde dentro hacia fuera es bueno.*

Maimónides: Trata el absceso de erisipela por analogía haciendo un juicio aplicable a cualquier absceso y cualquier humor que sale de dentro hacia fuera, siendo esto bueno. Cuando ocurre al contrario es un mal signo, pues muestra la debilidad de la naturaleza.

[25]

Hipócrates: *Al que tiene estremecimientos durante las fiebres ardientes, se le cortará un poco la confusión mental.*

Maimónides: Galeno ya explicó que la confusión de este aforismo está en la materia que produce la fiebre ardiente en las venas: si pasa la materia a los nervios se produce el estremecimiento y cuando empapa el cerebro causa la confusión mental. Esto es más peligroso que la propia fiebre ardiente, y por tanto no tiene sentido decir que así se le cortará la fiebre puesto que es más peligroso y perjudicial que ella.

[26]

HIPÓCRATES: *Al que se aplica un cauterio o una incisión por las hinchazones o por las acumulaciones de líquido, y fluye gran cantidad de materia o agua de forma repentina, morirá sin ninguna duda.*

MAIMÓNIDES: "Hinchazones" se refiere al que tiene pus en el lugar vacío que hay entre el pecho y el pulmón y necesita el cauterio para secar esta humedad cuando no la escupe. A los que tienen una hidropesía acuosa, se les abre el vientre. Dice que esta evacuación, si es de forma repentina, causa la muerte. Esto también es aplicable al resto de los órganos, cuando se produce en ellos un absceso grande y se le extrae el pus repentinamente: es peligroso, pues el que padece esto se desmaya de forma inmediata, decae su fuerza, y se queda en un estado tal de debilidad que es difícil recuperarse.

[27]

HIPÓCRATES: *Los castrados no sufren gota ni calvicie.*

MAIMÓNIDES: Son como mujeres y del mismo modo que las mujeres no sufren calvicie por la humedad de su complexión, tampoco les pasa a ellos. Son también menos propensas a la gota, como se explicará.

[28]

HIPÓCRATES: *La mujer no sufre de gota a menos que se le interrumpa la menstruación.*

MAIMÓNIDES: La causa de la disminución en la incidencia de casos de gota en las mujeres es la evacuación de sus excedentes con la sangre de la menstruación.

[29]

HIPÓCRATES: *Un muchacho no padece gota antes de haber estado con una mujer.*

MAIMÓNIDES: Galeno dice que en el coito se produce la gota, que es artritis, por el gran esfuerzo que se realiza; pero no explica la razón de esto. En mi opinión, la causa es que en las piernas hay poca carne y muchos nervios y tendones que están al aire. El coito es perjudicial para los nervios a causa de que pierden fuerza, y por su enfriamiento, que producirá un mayor daño en los nervios de las piernas. Nosotros hemos observado siempre que cuando se enfrían las piernas disminuye la dureza [del miembro viril], y esto muestra la relación entre el coito y la gota con los nervios.

[30]
HIPÓCRATES: *Los dolores de ojos se cortan con la ingestión de vino joven, el baño, la cataplasma, la sangría o la toma de un purgante.*
MAIMÓNIDES: Galeno ya explicó la confusión de este aforismo, que consiste en que va por el camino contrario a las enseñanzas del arte médico. Recordó que si las materias que producen la enfermedad son agudas y el cuerpo está limpio, es provechoso el baño, que calma el dolor; cuando cesa el flujo de la materia que produce la enfermedad con una crisis del cuerpo, ayuda la cataplasma con agua caliente; cuando las venas del ojo están llenas sin que esté el cuerpo lleno es que ya se les unió la sangre espesa, y si está el ojo seco, la bebida de vino puro cortará este absceso [de sangre espesa], la evacuará y la separará de las venas a las que se adhirieron. Advirtió Galeno que estos tres tipos de medicina son muy peligrosos si no se hacen en las condiciones apropiadas. En cambio, la sangría, si está [el ojo] lleno de sangre, o la evacuación del humor que prevalece con un purgante, son métodos conocidos y verdaderos que se han practicado siempre.

[31]

HIPÓCRATES: *Los tartamudos sufren especialmente diarreas largas.*

MAIMÓNIDES: La tartamudez es causada generalmente por una abundante humedad y blandura. Por eso les sucede a los jóvenes, por su humedad y blandura. Con esta complexión se ablandan las heces con frecuencia.

[32]

HIPÓCRATES: *Los que tienen un eructo ácido no sufren pleuritis.*

MAIMÓNIDES: La pleuritis es producida sobre todo por el humor fino que va hacia la membrana que cubre las costillas y se adhiere a ella. En los que tienen un eructo ácido disminuye la probabilidad de que se les produzca este tipo de humor.

[33]

HIPÓCRATES: *El calvo no sufre de grandes venas que se ensanchan, llamadas varices. Si a los calvos se les producen varices, les vuelve el pelo a su cabeza y les brota.*

MAIMÓNIDES: Galeno dice que se refiere a la calvicie causada por la sarna; cuando el humor malo se traslada hacia abajo, se producen varices en los muslos y brota el pelo.

[34]

HIPÓCRATES: *La tos en el que padece hidropesía es un mal síntoma.*

MAIMÓNIDES: Quiere decir que la hidropesía, un aumento de la humedad acuosa, causa la tos cuando alcanza los bronquios y prevalece esta humedad.

[35]

HIPÓCRATES: *La sangría de la vena corta la disuria y convienen abrir las venas interiores.*

MAIMÓNIDES: Corrige Galeno este aforismo diciendo "*a veces* corta la disuria" y añade "cuando es su causa un absceso de sangre con un aumento de sangre". Del resto del aforismo dice que es un añadido al tratado de Hipócrates y conviene que se haga la sangría en la vena de la rodilla.

[36]

HIPÓCRATES: *Cuando un absceso en la garganta se ve por fuera en el que tiene anginas, será una buena señal.*

MAIMÓNIDES: Significa que es bueno el paso de la enfermedad de los miembros interiores a los exteriores.

[37]

HIPÓCRATES: *Conviene no tratar al que tiene un cáncer oculto, pues si se trata morirá. Si no se trata durará más tiempo.*

MAIMÓNIDES: "Oculto" quiere decir que está en la profundidad del cuerpo y no se ve o que se descubre y no tiene herida. Con "abandono de la medicina" se refiere a la incisión o la cauterización y no a calmantes.

[38]

HIPÓCRATES: *La convulsión se produce por repleción o por evacuación, y lo mismo el hipo.*

MAIMÓNIDES: Esto explica la causa.

[39]

HIPÓCRATES: *Al que se le produce un dolor en el hipocondrio sin absceso, si después de esto tiene fiebre, se le cortará el dolor.*

Maimónides: Se cortará el dolor cuando es a causa de los gases o por oclusión y debiera decir "*a veces se cortará*". Ya te dije que las sentencias de este hombre son así: en muchas de ellas no se mencionan todas las condiciones; otras veces se formulan sin reflexión basándose en lo accidental. Galeno piensa que un accidente puede explicar un suceso y que un accidente es causa de otro; esto dirá el que no se empecina. Pero el que se empecina, dirá lo que quiera.

[40]

Hipócrates: *Cuando hay una parte del cuerpo en la que se ha producido pus y no se ve claramente, se debe a la grosura de la materia [supurante] o al lugar.*

Maimónides: La explicación es que a causa de la grosura de la materia o del lugar es difícil conocer la materia [supurante].

[41]

Hipócrates: *Es un mal signo que el hígado esté duro en el que tiene ictericia.*

Maimónides: Esto está claro.

[42]

Hipócrates: *Cuando el que sufre del bazo tienen una disentería larga, se le produce hidropesía o lientería y muere.*

Maimónides: "El que sufre del bazo" se refiere al que tiene en él una dureza crónica. Cuando se produce una disentería por donde se trasladan los humores gruesos negros que son la causa de la enfermedad del bazo, la disentería será beneficiosa, como se explicará más adelante. Pero si se prolonga la disentería y es excesiva, corromperá las fuerzas de los intestinos al pasar por ellos estos humores malos, produciéndose lientería, y se extinguirá el calor natural. A causa del la combinación de los intestinos con el hígado se debilita el hígado y se produce hidropesía.

[43]

HIPÓCRATES: *Al que se le produce una estranguria en el colon conocido con el nombre de "íleo", le llegará la muerte en siete días a menos que se produzca en él fiebre y salga mucha orina.*

MAIMÓNIDES: Ya Galeno dudó respecto a este aforismos, aunque aportó opiniones sólidas sobre la veracidad de este aforismo descubriendo el perjuicio de la acción de los impedimentos [de la fiebre y la orina].

[44]

HIPÓCRATES: *Cuando pasa un año o más por una herida y fluye pus, forzosamente se saldrá el hueso y la cicatriz que quede después de curarla será profunda.*

MAIMÓNIDES: Cuando se alarga el tiempo de una herida es porque el hueso está dañado y cuando aflora el hueso herido, se cura y queda una cicatriz profunda.

[45]

HIPÓCRATES: *El que tiene joroba y tos antes de la pubertad, morirá.*

MAIMÓNIDES: Cuando la joroba no es por causa externa, se debe a un absceso grave. Se produce una opresión sobre los pulmones por la curvatura de la espalda, y si esta presión dura mucho tiempo, no será posible que se ensanche la cavidad torácica y no alcanzarán [los pulmones] su tamaño por la joroba y por el absceso que la causa. En consecuencia, se ahogará y morirá.

[46]

HIPÓCRATES: *El que necesita una sangría y una medicina purgativa, conviene que se purgue y se sangre en primavera.*

MAIMÓNIDES: Esto es para quien necesita sangría o purgación como profilaxis, como acostumbran los sanos.

[47]

HIPÓCRATES: *Una disentería será buena cuando se produce en el que sufre del bazo.*

MAIMÓNIDES: Ya se explicó anteriormente (Aforismo 42, Tratado 6°)

[48]

HIPÓCRATES: *Las enfermedades que sobrevienen por la gota se acompañan de un absceso caliente; este absceso dura cuarenta días.*

MAIMÓNIDES: Ya se explicó [Aforismo 39, Tratado 6°] cómo [Hipócrates se equivoca] en estas sentencias.

[49]

HIPÓCRATES: *Necesariamente se producirá fiebre y vómito de bilis roja en el que tiene una herida en el cerebro,*

MAIMÓNIDES: Cuando se inflama el cerebro a causa de la herida, forzosamente se deriva de esto fiebre; la causa del vómito es por la asociación del cerebro con el estómago.

[50]

HIPÓCRATES: *El que sufre un dolor repentino en la cabeza estando sano y enmudece de inmediato y tiene como un dolor de agonía, morirá en siete días, a menos que se le produzca fiebre.*

Maimónides: La "agonía" es signo de la fuerza de la apoplejía, y ya es sabido que es mortal si no se le produce una fiebre que acabe con los humores gruesos o con los gases espesos [que causan la enfermedad].

[51]
Hipócrates: *Es conveniente observar al enfermo durante el sueño en las enfermedades agudas. Si se ve el blanco del ojo y los párpados no están completamente cerrados, es un signo mortal a menos que esto ocurra después de una diarrea o de la ingestión de un purgativo.*

Maimónides: Ciertamente que se vea lo blanco del ojo se explica porque los párpados están entreabiertos, y el que los párpados no se cierren o bien se debe a la sequedad que llega rápidamente a las cejas, que son secas por naturaleza, o se debe a la debilidad de la fuerza, como se debilitan los enfermos que no pueden ni cerrar la boca.

[52]
Hipócrates: *El que sufre confusión mental con risas, es bueno; en cambio en el que la sufre con tristeza y sollozos, es más peligroso.*

Maimónides: No hay en los tipos de locura nada "bueno". El peor de ellos es el que se acompaña de agresividad y afán de agarrar, esto es propiamente la "locura". El menos malo es el que se acompaña de risas, de alegría y regocijo no habitual, como los que beben vino. Cuando se acompaña de tristeza, temor y actitud reflexiva, es el tipo equilibrado. Todos estos tipos tienen su origen en enfermedades del cerebro o se deben a su asociación con otro órgano.

El tipo que se produce a consecuencia de la calentura, sin humor rojo, es parecido a la confusión del conocimiento que se da también al beber vino y que se da con bilis melancólica [rojo] y se acompaña de tristeza y temor. Cuando aumenta la calentura y tiende hacia la melancolía, la confusión se convertirá en locura.

[53]

HIPÓCRATES: *La respiración quejumbrosa en enfermedades agudas con fiebre, es un mal signo.*
MAIMÓNIDES: Se refiere a la respiración que se corta y se reinicia, como la respiración del que llora por un juicio. Esto ocurre por la debilidad de fuerzas que provoca la respiración, o por la sequedad y dureza de los órganos de la respiración, que llegan a no tener fuerza para dilatarse, o por algo relacionado con una convulsión. Todo esto es muy malo en las enfermedades agudas.

[54]

HIPÓCRATES: *La enfermedad de la gota se reaviva especialmente en primavera y en otoño.*
MAIMÓNIDES: En primavera es por el flujo de los humores, que aumenta porque se acaba su congelación invernal. En otoño, porque antes comieron las frutas del verano.

[55]

HIPÓCRATES: *Debe temerse que las enfermedades producidas por el humor melancólico evolucionen hacia la apoplejía, la hemiplejia, la convulsión, la locura y la ceguera.*
MAIMÓNIDES: Galeno dice que la apoplejía, la hemiplejia, la convulsión y la ceguera a veces son causadas por el humor flemático y otras por el humor melancólico. La locura sólo se da cuando se quema el humor rojo hasta que se vuelve melancólico.

[56]

Hipócrates: *La apoplejía y la hemiplejia se producen especialmente en los que tienen entre cuarenta y sesenta años.*

Maimónides: Galeno matiza este aforismo hasta hacerlo verdadero. Dice que la apoplejía y la hemiplejia se producen por el humor melancólico que predomina en los que tienen estos años. No obstante, según la opinión verdadera, es raro que estas dos enfermedades se produzcan por el humor melancólico. La mayor parte de las veces se producen por el humor flemático, y a partir de los sesenta años hasta el fin de la vida.

[57]

Hipócrates: *Cuando se sale el redaño, sin duda se corromperá.*

Maimónides: Esto está claro.

[58]

Hipócrates: *El que tiene dolor del nervio ciático y se le sale la cadera y después le vuelve a su sitio se producirá en su cadera una humedad semejante al humor que sale de las narices.*

Maimónides: A causa de este humor viscoso se aflojan los tendones, y es fácil que se disloque la cabeza del hueso de la cadera.

[59]

Hipócrates: *Al que tiene dolor de ciática durante mucho tiempo y se le sale la cadera, la pierna se le encoge, se acorta y se deforma. Se volverá cojo si no se cauteriza.*

Maimónides: Con la cauterización se quema el humor viscoso, y cuando no se quema este humor cauterizándolo, se producen los flujos y no se queda normal la pierna.

SE ACABA EL TRATADO SEXTO DE LOS *AFORISMOS* DE HIPÓCRATES

TRATADO SÉPTIMO

[1]

Hipócrates: *El frío de las extremidades en las enfermedades agudas es un mal signo.*

Maimónides: En mi opinión el frío muestra la debilidad del calor natural, que no puede alcanzar las extremidades, debilidad asociada con una enfermedad aguda, es decir caliente. Hipócrates con frecuencia llama enfermedades agudas a las que producen fiebre; las extremidades son la punta de la nariz y de las orejas, las palmas de las manos y los pies.

[2]

Hipócrates: *Cuando la carne que cubre un hueso enfermo está oscura es un mal síntoma.*

Maimónides: Este aspecto de la carne viene de la extinción del calor natural.

[3]

Hipócrates: *El hipo y el enrojecimiento de los ojos tras el vómito es una mala señal.*

Maimónides: Cuando no desaparece el hipo después del vómito, es porque su causa es un absceso en el principio del nervio, es decir en el cerebro, o un absceso en el estómago. El enrojecimiento de los ojos se deriva de ambos abscesos.

[4]

HIPÓCRATES: *No es buen signo cuando se produce un escalofrío con el sudor.*

MAIMÓNIDES: Ya dijo el sabio Hipócrates que cuando los accidentes propios de una crisis no se resuelven en esa crisis, son un aviso de la muerte o la dificultad extrema de la crisis, pues la naturaleza está perpleja; es decir se debilita y se consume.

[5]

HIPÓCRATES: *En un estado de locura es buen síntoma cuando se produce disentería, hidropesía o una perturbación mental.*

MAIMÓNIDES: Ciertamente la hidropesía y la disentería se curan por el traslado de la materia; la confusión y la perturbación mental son accidentes que cuando se intensifican y fortalecen despiertan a la naturaleza, poniendo en marcha el mecanismo de expulsión de todo lo que perjudica en la crisis. Así es la explicación de Galeno.

[6]

HIPÓCRATES: *La falta de apetito y las heces simples en una enfermedad crónica son un mal signo.*

MAIMÓNIDES: Con "heces simples" quiere decir que no hay mezcla en ellas de humor acuoso sino que sale sólo [el humor que provoca] la enfermedad que hay en el cuerpo, bien sea del tipo del humor rojo o del tipo del humor melancólico. Esto es señal de que la humedad natural se ha quemado por el calor de la fiebre.

[7]

HIPÓCRATES: *Cuando por beber mucho vino se producen temblores y confusión mental, es mal signo.*

MAIMÓNIDES: La unión de temblores y confusión mental ocurre pocas veces y en personas que están con frecuencia borrachas; se extingue el calor natural, se produce el temblor y se llena el cerebro de sangre caliente y de un vapor caliente, y se confunde la mente.

[8]

HIPÓCRATES: *Cuando se abre una salida en el interior del cuerpo, se produce una caída de la fuerza, vómito y pérdida del sentido.*

MAIMÓNIDES: Esto está claro; con "salida" se refiere al absceso llamado "*dubelah*", que se produce en el interior del cuerpo, en la zona del estómago.

[9]

HIPÓCRATES: *Cuando se produce confusión mental por una hemorragia o convulsión, es un mal signo.*

MAIMÓNIDES: La confusión mental tras la evacuación es por el sufrimiento del cerebro a causa de sus movimientos, y es siempre débil. Hipócrates llama a esta confusión mental débil, *dayan*.

[10]

HIPÓCRATES: *Con un cólico fuerte cuando se produce vómito, hipo, confusión mental y convulsión, es un signo maligno.*

MAIMÓNIDES: Esto está claro.

[11]

HIPÓCRATES: *Cuando una pleuritis causa una neumonía, es un mal signo.*

MAIMÓNIDES: Cuando no tiene espacio suficiente el humor que produce la pleuritis, éste rebosa hacia el pulmón. Por eso no es posible que a la neumonía le siga la pleuritis.

[12]

HIPÓCRATES: *Así también [es malo] cuando a la neumonía le sigue meningitis.*

[13]

HIPÓCRATES: *Tras una quemadura fuerte, son malos la convulsión y tétanos.*

[14]

HIPÓCRATES: *Si por un golpe en la cabeza se produce perturbación y confusión mental, es malo.*

[15]

HIPÓCRATES: *Si por evacuación de la sangre se produce evacuación de pus [es malo].*

[16]

HIPÓCRATES: *Con evacuación de pus [son malos] la tisis y el flujo. Cuando se acaba la saliva, morirá el enfermo.*

[17]

HIPÓCRATES: *Con hepatitis, el hipo [es mala señal].*

[18]

HIPÓCRATES: *Con insomnio [son malos] convulsión y perturbación mental.*

MAIMÓNIDES: Todos estos aforismos están claros. El asunto es que cuando aumentan estas enfermedades y se hacen crónicas, a veces actúan como se ha dicho. Por ejemplo, una hepatitis cuando se agrava y daña la boca del estómago, produce hipo. Ya se sabe que la convulsión y la confusión mental a veces se producen a causa de la sequedad. La sequedad a su vez proviene de la evacuación, la agitación anímica y el insomnio.

[19]
Hipócrates: *Con un hueso al descubierto, el absceso llamado erisipela [es mal signo].*
Maimónides: Explica Galeno que el hueso al descubierto sólo produce erisipela de forma excepcional. Pero Hipócrates menciona todo lo que es posible que se produzca después de una enfermedad aunque ocurra rara vez.

[20]
Hipócrates: *Con el absceso llamado erisipela, corrupción e hinchazón [es mal signo].*
Maimónides: Esto está claro, según lo que ya se ha dicho muchas veces: que esto se produce de tarde en tarde.

[21]
Hipócrates: *Por el pulso fuerte en las heridas, salida de sangre [es mal signo].*
Maimónides: Esto está claro: por la fuerza del dolor, se agitan violentamente las venas para expulsar lo que perjudica.

[22]
Hipócrates: *Con el dolor crónico en la zona del estómago, supuración.*
Maimónides: "El dolor crónico" da lugar a un absceso y el absceso produce la supuración.

[23]
HIPÓCRATES: *Con heces simples, disentería.*
MAIMÓNIDES: Quiere decir que estén compuestas las heces por un sólo humor; entonces se produce una corrosión y una herida en los intestinos.

[24]
HIPÓCRATES: *Con el corte en un hueso, confusión mental, si [el corte] alcanza un lugar libre de la cabeza.*
MAIMÓNIDES: Debe decir: cuando se corta el hueso de la cabeza hasta que el corte alcanza a un lugar libre en el cráneo, se produce confusión mental.

[25]
HIPÓCRATES: *La convulsión producida por beber un purgativo, mata.*
MAIMÓNIDES: Esto está claro.

[26]
HIPÓCRATES: *El frío de las extremidades por un dolor fuerte en el vientre, es un mal signo.*
MAIMÓNIDES: Esto está claro.

[27]
HIPÓCRATES: *Cuando se produce tenesmo en una embarazada, será causa de aborto.*
MAIMÓNIDES: Esto está claro.

[28]
HIPÓCRATES: *Cuando se corta el hueso o el cartílago, no volverá a unirse.*
MAIMÓNIDES: Ya mostró Galeno que esto está duplicado [Aforismo 19, Tratado 6º].

[29]

HIPÓCRATES: *Si en el que tiene un exceso de humor blanco se da una diarrea fuerte, ésta cortará la enfermedad.*

MAIMÓNIDES: El [exceso de] humor blanco es la anasarca. Ya observaste este fenómeno en dos ocasiones.

[30]

HIPÓCRATES: *Si se tiene diarrea y se expulsa espuma, con frecuencia la causa de la diarrea será algo que baja de la cabeza.*

MAIMÓNIDES: La causa de cualquier cosa en la que hay espuma, es que se mezcla mucho el aire. Muchas veces este humor [espumoso] que baja de la cabeza o de otros miembros, se produce en el estómago y en los intestinos.

[31]

HIPÓCRATES: *Si se tiene fiebre y hay sedimentos en la orina parecidos a harina grasa, éstos indican que la enfermedad será larga.*

MAIMÓNIDES: Los humores que se observan [así] están lejos de su cocción y por eso el sabio Hipócrates mencionó que estos pacientes morirán en muchos casos. El que se libra de estos humores, tendrá una enfermedad larga como dice aquí.

[32]

HIPÓCRATES: *Cuando entre los sedimentos que hay en la orina prevalece el humor rojo, y [la orina] está clara por la superficie, la enfermedad será aguda.*

MAIMÓNIDES: Esto está claro. Con "clara" quiere decir que esté clara la superficie de los sedimentos, siendo su aspecto como la simiente del pistacho.

[33]

HIPÓCRATES: *Si se tiene la orina alterada, es señal de que en el cuerpo hay un gran sufrimiento.*

MAIMÓNIDES: Quiere decir que se distinguen partes [en la orina] y esto es señal del cambio de la acción de la naturaleza en los humores.

[34]

HIPÓCRATES: *El que tiene burbujas en la orina, tiene una enfermedad en los riñones y tendrá una larga enfermedad.*

MAIMÓNIDES: Esto muestra que hay un espíritu grueso en el interior de los humores viscosos, y de ahí la larga duración de la enfermedad.

[35]

HIPÓCRATES: *Una grasa compacta en la orina, es señal de que en los riñones hay una enfermedad aguda.*

MAIMÓNIDES: Cuando esta grasa viene en una sola vez indica que proviene de la disolución de la grasa de los riñones; esto es a lo que se refiere con "compacta" pues cuando procede de otros órganos viene poco a poco.

[36]

HIPÓCRATES: *Cuando un enfermo de los riñones sufre los accidentes mencionados junto a un dolor en el tendón de la espalda, si ese dolor es en una zona externa, debe temerse que el absceso sea externo y si este dolor es en zonas internas, lo más probable es que el absceso sea el llamado* dubelah, *que es interno.*

MAIMÓNIDES: Esto está claro.

[37]

HIPÓCRATES: *El que vomita sangre sin tener fiebre, es se-*

guro que se curará tomando productos astringentes. Si vomita sangre con fiebre, es malo.

MAIMÓNIDES: Quiere decir que si no hay un absceso en el estómago que produzca forzosamente fiebre, esta sangre será de una vena hinchada o una llaga reciente, y es posible curar esto rápidamente con productos astringentes.

[38]

HIPÓCRATES: *El catarro que proviene de la cavidad superior del pecho, produce un absceso que dura veinte días.*

MAIMÓNIDES: La cavidad superior es la zona del pecho en el que están los pulmones y veinte son los días de la crisis pues son el fin de la semana tercera y según Hipócrates esté es el límite para la cocción del catarro.

[39]

HIPÓCRATES: *Si orina sangre coagulada y tiene estranguria y le da un dolor en la zona del ombligo y en el bajo vientre, es señal de que todo lo que rodea su vejiga está dolorido.*

MAIMÓNIDES: El contenido del aforismo se repite.

[40]

HIPÓCRATES: *Quien pierde de forma repentina la fuerza de la lengua, o se debilita cualquiera de sus miembros, tiene la enfermedad de la melancolía.*

MAIMÓNIDES: Ya declaró Galeno que la causa no tiene forzosamente que ser la melancolía.

[41]

HIPÓCRATES: *Cuando en un anciano a causa de la evacuación se produce diarrea, o vómito o hipo, no es buena señal.*

Maimónides: El hipo después de la evacuación es malo pues provoca sequedad, y para los ancianos es muy malo por la sequedad de sus complexiones.

[42]

Hipócrates: *Si tiene una fiebre no causada por el humor rojo y se le echa sobre la cabeza mucha agua fría, se cortará la fiebre.*

Maimónides: Si puedes fíjate en este aforismo; su sentido al decir "fiebre no causada por el humor rojo y si se le echa sobre la cabeza mucha agua fría, se cortará la fiebre" es que no se trata de una fiebre putrefacta sino de una de las fiebres efímeras. Sin duda, es útil [el baño de agua fría] y corta la fiebre.

[43]

Hipócrates: *La mujer no será ambidextra.*

Maimónides: Dice Galeno que es a causa de la debilidad de los órganos y de los tendones, pues todo el que es ambidextro aumenta la fuerza de sus músculos.

[44]

Hipócrates: *Al que se le realiza un cauterio por un empiema y le sale un humor limpio y blanco, se salvará. Pero si sale un humor turbio y hediondo, morirá.*

Maimónides: "Por un empiema" significa que se concentró mucho humor entre el pecho y los pulmones y la primera medida es cauterizarlo para que salga el pus.

[45]

Hipócrates: *El que tiene un absceso en el hígado y se le cauteriza y sale un humor limpio y blanco, estará seguro, pues este pus está dentro de una membrana. Si sale parecido a los sedimentos de la orina, morirá.*

MAIMÓNIDES: Cuando el pus está dentro de la membrana que es de la misma sustancia que el hígado, está seguro y es posible que sane.

[46]

HIPÓCRATES: *Cuando haya dolor en los ojos, mójalos con vino puro, y después de esto introdúcelos en un baño y vierte sobre ellos mucha agua caliente, y finalmente sángralos.*

MAIMÓNIDES: Galeno dice que este aforismo no es de Hipócrates y que está completamente equivocado, lo dijese quien lo dijese.

[47]

HIPÓCRATES: *Cuando se produce tos en el hidropésico, no estará seguro.*

MAIMÓNIDES: Esto asunto ya se trató anteriormente. [Aforismo 35, Tratado 4º]

[48]

HIPÓCRATES: *La estranguria y la disuria las corta el beber vino y la sangría. Conviene cortar las venas interiores.*

MAIMÓNIDES: Este dicho está claramente equivocado pero Galeno trató de sacar el beneficio de este aforismo diciendo que cuando la causa de esto es el frío o la obstrucción producida por sangre espesa o por alimento que llena el cuerpo, beber vino será muy beneficioso. Se dice en este aforismo que se corten las venas interiores y aunque esto ya se había dicho antes, explica Galeno que esto no es correcto y ¡que no es de Hipócrates!

[49]

HIPÓCRATES: *Cuando se produce una inflamación y erisipela sobre el pecho en el que padece anginas, será una bue-*

na señal de que la enfermedad ya tiende hacia fuera.

MAIMÓNIDES: Esto está claro.

[50]

HIPÓCRATES: *El que tiene en el cerebro la enfermedad llamada esfacelo, morirá en tres días. Pero si superan estos tres días, saldrá adelante.*

MAIMÓNIDES: Esta enfermedad daña el hueso del cerebro y no hay cura cuando se ha completado. Lo que quiere decir es que si está al principio de la enfermedad y pasan los tres días no morirá, siendo entonces señal de que la enfermedad no se había completado y la naturaleza la superó.

[51]

HIPÓCRATES: *El estornudo viene de la cabeza, cuando se calienta el cerebro y se humedece el lugar vacío que hay en la cabeza y baja el aire que contiene y se oye un ruido pues pasa y se mueve por un lugar estrecho.*

MAIMÓNIDES: A veces se produce el estornudo cuando se calienta el cerebro y se humedece el lugar vacío. De esta humedad sale un vapor, y a veces suben con la tos unos gases desde abajo y cuando pasan por los agujeros de la nariz causan el estornudo. Desde los pasos de la nariz pasan por dos lugares: la boca y el cerebro. El orificio que sale hacia la boca se limpia con los gases que suben desde abajo, y los pasos que salen hacia el cerebro se limpian con los gases que bajan de él. Cuando dice "el lugar vacío" se refiere a los "ventrículos del cerebro".

[52]

HIPÓCRATES: *El que tiene un fuerte dolor en el hígado, si se le produce fiebre, se le corta el dolor.*

MAIMÓNIDES: El dolor fuerte en el hígado sin fiebre es ciertamente por unos gases gruesos y, por eso, cuando se produce fiebre se cortan estos gases.

[53]

HIPÓCRATES: *Si alguien debe sangrarse, conviene que se le abra la vena en primavera.*

MAIMÓNIDES: Este es uno de los aforismos que se repiten.

[54]

HIPÓCRATES: *El que tiene encerrada la flema entre el estómago y el diafragma y siente dolor porque no tiene paso hacia alguna de las cavidades, al ir este humor por las venas hacia la vejiga cortará su enfermedad.*

MAIMÓNIDES: Se dice que este aforismo no es de Hipócrates. Dice Galeno que no hay obstáculo para que pase este humor a las venas por infiltración pues la naturaleza consigue afinar las materias y hacerlas salir por cualquier vía que pueda, incluso por una vía lejana, como cuando sale el pus concentrado que hay entre el pulmón y el pecho. Generalmente, según él, esto sucede poco y con escaso beneficio.

[55]

HIPÓCRATES: *Cuando se llena el hígado de agua y después sale el agua hacia el mesenterio, se llenará el vientre de agua y morirá.*

MAIMÓNIDES: Muchas veces se producen inflamaciones en el hígado. El dicho de que al que se le llene el vientre de agua morirá, es válido en la mayoría de los casos.

[56]

HIPÓCRATES: *Nausea, eructo y escalofríos los cura el vino mezclado a partes iguales [con agua].*

MAIMÓNIDES: La mayoría de las nauseas son por un humor que daña la boca del estómago, y el vino mezclado como se ha dicho contrarresta este efecto, curando las venas con una limpieza de los humores.

[57]

HIPÓCRATES: *Al que le sale una pústula fina en el pene, cuando se le hinche y se le abra, terminará su dolor.*
MAIMÓNIDES: Esto está repetido.

[58]

HIPÓCRATES: *El que sufre una conmoción cerebral, se queda mudo inmediatamente.*
MAIMÓNIDES: Ciertamente ocurrirá con una conmoción del cerebro y de la médula espinal por una caída o algo parecido.

[59]

HIPÓCRATES: *El que tiene la carne húmeda conviene que pase hambre, pues el hambre seca el cuerpo.*
MAIMÓNIDES: Esto está claro.

[60]

HIPÓCRATES: *Cuando se producen cambios en el cuerpo, se enfría mucho, y después se calienta y toma un aspecto diferente, y después de esto cambia de nuevo y toma otro; esto muestra la duración de la enfermedad.*
MAIMÓNIDES: Esto está claro.

[61]

HIPÓCRATES: *El sudor abundante que sale continuamente, bien sea caliente o frío, muestra la conveniencia de hacer salir humores del cuerpo, en el fuerte por arriba y en el débil por abajo.*
MAIMÓNIDES: Dice que los humores se evacuan en el fuerte con vómito y en el débil con purgativo y esto no se

hace así siempre. Ya conoces su método y ya Galeno dudó respecto a este aforismo, si era de Hipócrates o de otro.

[62]

HIPÓCRATES: *Aquél cuyo excremento al dejarlo reposar no se mueve y toma aspecto por la superficie como de raspadura; si es poco será su enfermedad leve y si se es mucho será su enfermedad grave.*

[63]

HIPÓCRATES: *Al que sufre lo mencionado en el aforismo anterior conviene purgarle el vientre. Si no lo limpias y le das un alimento, todo lo que le añadas, aumentará el daño.*

[64]

HIPÓCRATES: *En la fiebre en que no cesa una expectoración negra o parecida a la sangre o hedionda o como tinta, todo es malo. Pero si disminuye mucho la expectoración, es bueno. Y así ocurre con [las evacuaciones] del vientre y de la vejiga. Toda evacuación cuya salida se interrumpe sin que esté limpio el cuerpo es mala.*

[65]

HIPÓCRATES: *Las evacuaciones del cuerpo no naturales, la salida de la orina, del vientre, de lo que se evacua de la carne u otra parte del cuerpo, si son en poca cantidad será la enfermedad leve y si es en mucha será la enfermedad grave, indicando [la proximidad] de la muerte.*

La justicia de su alma librará de la muerte al cuerpo

MAIMÓNIDES: Todos estos aforismos están claros y no es necesario hacerles un comentario.

GLOSARIO DE TÉRMINOS MÉDICOS

Absceso
Acumulación de un humor nocivo que ha de ser expulsado.

Accidentes
Maimónides los definía como pequeñas alteraciones en la salud, como un ligero dolor de cabeza o una diarrea ligera. (*Régimen* IV,3)

Anasarca
Especie de hidropesía caracterizada por la hinchazón de todo el cuerpo. Según el texto se produce por exceso de humor blanco (Aforismo 29, Tratado 7º)

Anginas
Este término tiene dos acepciones en medicina, referida la primera a dolencias de la garganta y la segunda a un síndrome caracterizado por accesos súbitos de corta duración que desde el esternón se extiende ordinariamente por el hombro, brazo, antebrazo y mano izquierdos. A juzgar por los contextos en que este término aparece en el texto, nos inclinamos por la primera acepción.

Apoplejía
Privación súbita de sentido y movimiento con dificultad de la respiración.

Artritis
Inflamación de las articulaciones

Asma
   Enfermedad de los bronquios que provoca tos y ahogo. Según Maimónides en su *Libro del asma*, "la causa de esta enfermedad es un fluido desde el cerebro".

Bilis
   vease Humor

Bubón
   Tumor purulento y voluminoso.

Calor natural
   Se consideraba el motor de los fenómenos vitales, aparecía con la vida y desaparecía con la muerte, sin que su origen fuese explicado.

Cámaras del cerebro
   "cámara" designa a la cavidad de algunos órganos del cuerpo humano, es posible que al hablar de las cámaras se refiera a los ventrículos del cerebro (Aforismos 41, Tratado 2º)

Cáncer
   Tumor maligno

Cataratas
   Opacidad del cristalino

Catarro
   Flujo o destilación de humores procedente de la cabeza.

Causón
   véase Fiebre

Cauterio
   Aplicación de un cauterio (agente que destruye los tejidos orgánicos y los convierte en escara) con fin terapéutico

Cocción
   Por analogía con el significado de cocción de alimentos, se utiliza para la cocción de la comida en el estó-

mago o de las materias en las heridas

Cólicos

Del intestino colon. Dolor en los riñones, por una piedra

Complexión

Galeno se basó en la teoría hipocrática de los temperamentos para elaborar la teoría de la complexión. Tiene varias acepciones:

1ª. Es una cualidad resultante de la mezcla e interacción de las cualidades diversas y opuestas de los simples que la constituyen.

2ª. Comprende "todo cuerpo aparte del continente que puede ponerse en contacto con el cuerpo sanable", por ej. el alimento

3ª En cuanto elemento constitutivo formal del órgano, se refiere al temple, la cualidad y el temperamento. Su alteración provoca una enfermedad complexional.

4ª. La complexión de un hombre estaba en función del predominio de uno de sus humores. Según esto se clasificaba en cuatro grupos fisiológicos: sanguíneo o caliente (en su constitución predominaba el humor rojo), flemático (predominio del humor blanco), colérico (predominio del humor amarillo) y melancólico (predominio del humor negro)

Confusión mental

Aparece con frecuencia en el texto como una afección psíquica: concretamente como una depresión causada por el humor melancólico [Aforismo 11, Tratado 6º]

Coriza

Véase catarro.

Crisis

Mutación considerable que sobreviene en una enfermedad, ya sea para mejorarse, ya para agravarse el enfermo.

Digestión
Conjunto de procesos por los cuales los alimentos ingeridos se convierten en sustancias asimilables; se producen cuatro digestiones: en el estómago, hígado, venas y miembros.

Disentería
Enfermedad infecciosa y específica, caracterizada por ulceración del intestino y que tiene por síntomas característicos la diarrea con pujos y alguna mezcla de sangre.

Disnea
Dificultad en la respiración

Disuria
Emisión dolorosa y difícil de la orina.

Eccema
Proceso inflamatorio superficial que afecta sobre todo a la epidermis.

Eléboro
Hay dos tipos de eléboro, blanco y negro y ambos tienen la virtud de provocar el vómito

Emético
Nombre genérico de plantas que producen vómito.

Empiema
Formación o derrame de pus en una cavidad preexistente, especialmente la pleura.

Epilepsia
Enfermedad general, caracterizada principalmente por accesos repentinos con pérdida brusca del conocimiento y convulsiones

Erisipela
Inflamación caracterizada por el color rojo y co-

múnmente acompañada de fiebre.

Escrófula
Tumefacción fría de los ganglios linfáticos, principalmente cervicales.

Esfacelo
Fractura de la base del cráneo

Espasmo
Contracción involuntaria de los músculos, producida generalmente por mecanismo reflejo.

Espíritu anímico
El que desarrolla funciones animales como la sensibilidad y la locomoción; procede del espíritu vital y es el producto del flujo de la sangre que llega al cerebro.

Estornutatorio
Medicamento o procedimiento para provocar estornudos.

Estranguria
Micción lenta y dolorosa debida al espasmo de la uretra o de la vejiga.

Evacuación
Acción de sacar o extraer los humores sobrantes o viciados del cuerpo humano, vaciamiento

Fiebre
Calentura, elevación patológica del calor natural del cuerpo, los antiguos no la consideraban un síntoma sino una enfermedad.

Causón, Fiebre fuerte que dura algunas horas

F. continua, La que sigue su curso sin interrupción.

F. cuartanas. Fiebre intermitente que se repite cada cuatro días

F. efímera, Calentura de veinte y cuatro horas.

F. erráticas. La que se produce sin período fijo

F. tercianas, Fiebre intermitente que se repite cada tres días.

Flebotomía
Sangría, extracción de sangre.

Flema
Uno de los cuatro humores del cuerpo, el también llamado humor blanco.

Flujos del vientre
Indisposición que consiste en la frecuente evacuación del vientre.

Frenitis
Este término tiene dos acepciones: Delirio o frenesí e Inflamación del diafragma. Por el contexto [Aforismo 12, Tratado 1º] nos inclinamos por la segunda.

Fuerza
Potencia, facultad, virtud.

F. atractiva, la que atrae al humor o alguna sustancia orgánica.

F. expulsiva, la que expulsa.

F. retentiva, la que retiene o mantiene.

Fumigación
Sahumerio, vapores medicinales y su aplicación.

Glaucoma
Grupo de enfermedades oculares. Glauco significa "verde claro" y haciéndose eco de estas acepciones en el texto se define el glaucoma "como un ojo celeste" [Aforismo 31, Tratado 3º]

Gota
Enfermedad que causa hinchazón muy dolorosa en ciertas articulaciones, en el texto se la define como una artritis [Aforismo 29, Tratado 6º]

Hemiplejia
Parálisis de un lado del cuerpo

Hemoptisis
Expectoración de sangre en cantidad mayor o menor.

Hemorroides
De acuerdo con Maimónides, las hemorroides son producidas por un exceso de humor negro que llena las venas del ano. (*Hemorroides*, II)

Hepatitis
Enfermedad del hígado

Herpes
Afección cutánea que produce erupción y ulceración.

Hidropesía
Derrame o acumulación anormal del humor seroso en cualquier cavidad del cuerpo o su infiltración en el tejido celular

H. ascítica, la acumulación de este humor seroso ocurre en el abdomen.

H. timpanítica; el término timpanítico alude a una hinchazón anormal de gases en los intestinos.

Hipo
Movimiento convulsivo del diafragma que produce una respiración interrumpida y violenta y causa algún ruido.

Hipocondrio
Región superior y lateral del abdomen a cada lado del epigastrio (región superior y media del abdomen)

Humor
Designa a los cuatro fluidos que circulan por el cuerpo humano y son causa del temperamento y de las enfermedades. En este texto se mencionan el humor flemático (h. blanco), el humor melancólico (h. negro) y el humor rojo [algunos autores lo identifican

con la sangre]

H. pecante, el que predomina o excede.

Ictericia
Enfermedad producida por la acumulación de pigmentos biliares cuya señal más perceptible es el tono amarillento de la piel.

Íleo
Enfermedad aguda producida por el retorcimiento de las asas intestinales, que origina oclusión intestinal y cólico miserere.

Impétigo
Dermatosis infecciosa caracterizada por la aparición de vesículas aisladas que al desecarse forman costras amarillentas que caen sin dejar cicatriz.

Inanición
Falta de alimento. Es causa del espasmo (Aforismo 26, Tratado 2º)

Lientería
Diarrea con deposición de alimentos no digeridos.

Liquen
Nombre dado a varias enfermedades cutáneas.

Meningitis
Inflamación de las meninges que son cada una de las membranas de naturaleza conjuntiva que envuelven el encéfalo y la medula espinal Hipócrates lo define como un absceso caliente en una membrana del cerebro (Aforismo 11, Tratado 2º)

Mordicante
Corrosivo o que causa picazón.

Nefritis
Enfermedad renal

Neumonía
Inflamación de los pulmones

Nube
   Capa delgada y blanquecina que aparece en la superficie de algún líquido. El autor se refiere a la nube blanca y la roja

Oftalmía
   Cualquier afección inflamatoria del ojo, especialmente de la conjuntiva.

Paroxismo
   Máxima intensidad de un acceso, ataque o de los síntomas de una enfermedad.

Pesario
   Aparato, llamado también supositorio, que se coloca en la vagina para mantener el útero en su posición natural.

Pleuresía, Pleuritis
   Inflamación de la pleura de la que hay muchas formas.

Purgación
   Evacuación de humores o de residuos digestivos.

Pústula
   Lesión cutánea vesiculosa de contenido purulento.

Putrefacción
   Corrupción, infección.

Redaño
   Repliegue del peritoneo que une las vísceras entre sí y contiene las vísceras entre sí y contiene vasos y algunos conductos.

Repleción
   Ocupación excesiva de alimentos o plétora de humores.

Reuma
   Flujo de humores de cualquier órgano.

Sarna
   Enfermedad contagiosa que consiste en multitud de

vesículas y pústulas diseminadas por el cuerpo.

Sofocación de la matriz
Estrangulamiento de la matriz.

Soriasis
Enfermedad de la piel caracterizada por la aparición de escamas blanquecinas

Tenesmo
Pujo, sensación dolorosa en los intestinos.

Tétanos
Enfermedad caracterizada por la rigidez y tensión convulsiva de los músculos.

Tisis
Consunción general, y particularmente, tuberculosis.

Tumor
Nombre genérico con el que se designa una gran variedad de abscesos, pústulas, hinchazones y apostemas que se hacen en cualquier parte del cuerpo.

Vapor
Fluido aeriforme que, producido por combustión orgánica, circula por el cuerpo.

Variz
Dilatación permanente de una vena, superficial o profunda.

Ventosa
Vaso o campana que se aplica caliente a la carne para atraer la sangre o humor hacia afuera.

Virtud
Facultad o potencia del hombre

V. animal o natural: Facultad impulsora de las funciones animales: respiración, sensibilidad y locomoción.

V. vital: Fuente de vida de todas las virtudes.

Se aplica también a las acciones del fármaco, tal y

como se explica en le comentario al aforismo primero del tratado primero.